人生のタイパがよくなる
すぐやる力

科学的に時間を増やす最速の行動力

作業療法士
菅原洋平

かや書房

JN129846

はじめに

❖「時間がない！」そんな毎日を変えたいあなたへ

「もっと自由な時間が欲しい」
「仕事に追われて1日が終わってしまう」
「やることが多すぎて時間が足りない」

そんなふうに、**時間に追われる毎日**を過ごしていませんか？
「みんなは楽しそうに過ごしているのに、自分だけ何もできていない気がする……」
そんな焦りを感じて、自分を責めることがあるかもしれません。
でも、**時間をうまく使えないのは、「やる気」や「性格」のせいではありません。**
今のような時間が足りない生活を最初から望んでいましたか？
きっと望んではいなかったでしょう。

なぜなら、この「時間がない！」という感覚は、無意識の行動によって生まれるからです。

つまり、無意識の行動を変えれば、自由な時間は自然と増やせるのです。

しかも、それは「努力」や「根性」で変える必要はありません。

脳の仕組みを知れば、楽に、無理なく、時間を増やすことができるのです。

本書では、その方法をお伝えします。

❖「タイパ」を上げるって、どういうこと？

時間が足りないのにムダに過ごしてしまうと、すごく後悔しますよね。

最近、**「タイパ（タイムパフォーマンス）」**という言葉がよく聞かれます。

タイパとは、かけた時間に対する成果や満足度のことです。

日本語で「時間対効果」を意味します。

例えば、短時間で高い満足度を得られたら「タイパがいい（高い）」、反対に時間をかけたのに満足度が低ければ「タイパが悪い（低い）」と表現します。

似た言葉に「コスパ（コストパフォーマンス）」があります。コスパは「費用（コスト）に対する満足度」、タイパは「時間（タイム）に対する満足度」です。

つまり、「時間をかけた分、どれだけ満足のいく成果を得られたか？」がタイパのポイントなのです。

現代は、「お金よりも時間が貴重」と考える人が増えています。映画やドラマを倍速で観るのも、通勤時間にスマホのアプリで勉強するのも、「タイパを上げたい！」という意識の表れです。

タイパを上げるには、どんな方法があると思いますか？

- スケジュール管理アプリで1日の流れを可視化する
- 手帳を使って、やることを整理する
- 明確な目標を決めて、迷わず行動する

もちろん、これらも有効ですが、「意識してがんばること」が前提になっていますよね。

ただ、意識しなくても、もっと楽にタイパを上げる方法があります。

それは、無意識で働く**「すぐやる力」**を身につけること。

つまり、**「後でやろう」と思う前に、すでに一歩目を踏み出せる状態をつくることです。**

しかも、この**「すぐやる力」は、脳の仕組みに従えば、誰でも簡単に身につけられます。**

意識しなくても行動できるようになれば、時間のムダは自然と減り、やるべきことがスムーズに片付きます。

❖医療現場から生まれたタイパ改善テクニック

私の職業は、作業療法士というリハビリテーションの専門職です。

「リハビリの人？」と思うかもしれませんが、作業療法士の仕事は、病院でのリハビリにとどまりません。

私たちの役割は、「脳と体の力を最大限に引き出し、人が快適に生活できるようにサポートすること」です。

がんばって仕事をしているのに成果が上がらず、忙しくて自分の時間が持てなくなっている人がいたとします。その人の日常環境と作業のやり方を少し変えることで、本来の力が発揮できるようにする。これが、今の私の仕事です。

これを可能にするのが、**脳の仕組みを使った「すぐやる力」**です。

私はこれまで、企業研修やクリニックの外来で、先延ばしや時間管理の問題を改善してきました。

本書では、そうした活動を通じて得られた、**誰でも簡単にタイパを上げられる方法**をお伝えします。

● **スマホを玄関に置く** 玄関に置くだけで、脳の中の神経ルートが切り替わり、時間をムダにするのを防げます

● **「またやるな」とつぶやく** 「またやるな」とつぶやくだけで、無意識の行動がいったん停止し、スマホやテレビをダラダラ見るのをやめられます

● **資料を1行だけ書く** 次に予定する作業に少し手をつけるだけで、脳が疲れず、作

業がスムーズに進みます

このような方法の中で「これならできる！」と思ったものから、すぐに試してみてください。

知識ゼロでも、根性ナシでも大丈夫。

ちょっとした行動を変えるだけで、毎日の時間が驚くほど快適になります。

❖やる気に頼らず「すぐやる力」をアップ

本書は、**忙しい人が「後でやろう」をなくし、すぐに行動できる力を身につける**ための本です。

- **「時間がない！」を解決するシンプルな方法**
- **脳科学に基づいた、意識せずに行動できる仕組みづくり**
- **仕事もプライベートもスムーズに回る、最速の行動力アップ術**

本書はただの時間管理本ではありません。

「がんばらなくても、時間を増やせる」科学的な時間最適化の方法が詰まっています。

本書を読めば、こんなメリットがあります。

- **ムダな時間が減り、気づいたら仕事が終わっている！**
- **「後でやろう」がなくなり、作業の先延ばしがゼロに！**
- **集中力が高まり、毎日の充実感がアップ！**
- **自由時間が増え、好きなことを楽しめるように！**

やる気や意志の力に頼らず、自然に行動を変える方法を知れば、時間の使い方が劇的に変わります。


時間の使い方が変われば、人生の充実度も変わります。

さあ、あなたも「すぐやる力」を身につけて、ストレスなく時間を増やしてみませんか？

本書を開いた今が、人生を変えるチャンスです！

人生のタイパがよくなる すぐやる力
科学的に時間を増やす最速の行動力

目次

第2章 超効率化！「脳の時間割」で「やるべきこと」がすぐできる

第3章 手を動かすだけ！ やる気に頼らず脳を動かす「やるふり行動術」

第4章 タイパが上がる! 動かない脳を「すぐやる脳」に変える方法

第5章 発想力アップ！ 脳がひらめく3大ネットワーク活用法

第6章 一言が効く！ 脳がやる気になる言葉の使い方

第7章 ぐっすり眠れる！ 毎日の寝つきが良くなる快眠術

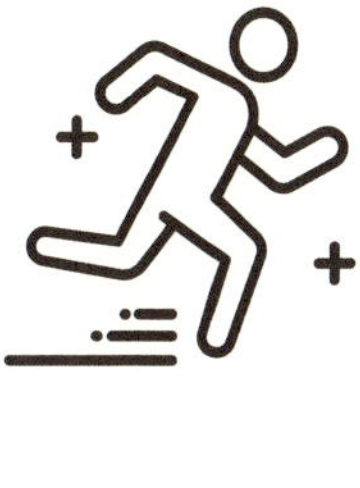

第1章

後回しゼロ！
「脳のブレーキ」で
時間のムダを
なくすコツ

「スマホを玄関に置けばタイパが上がる！」

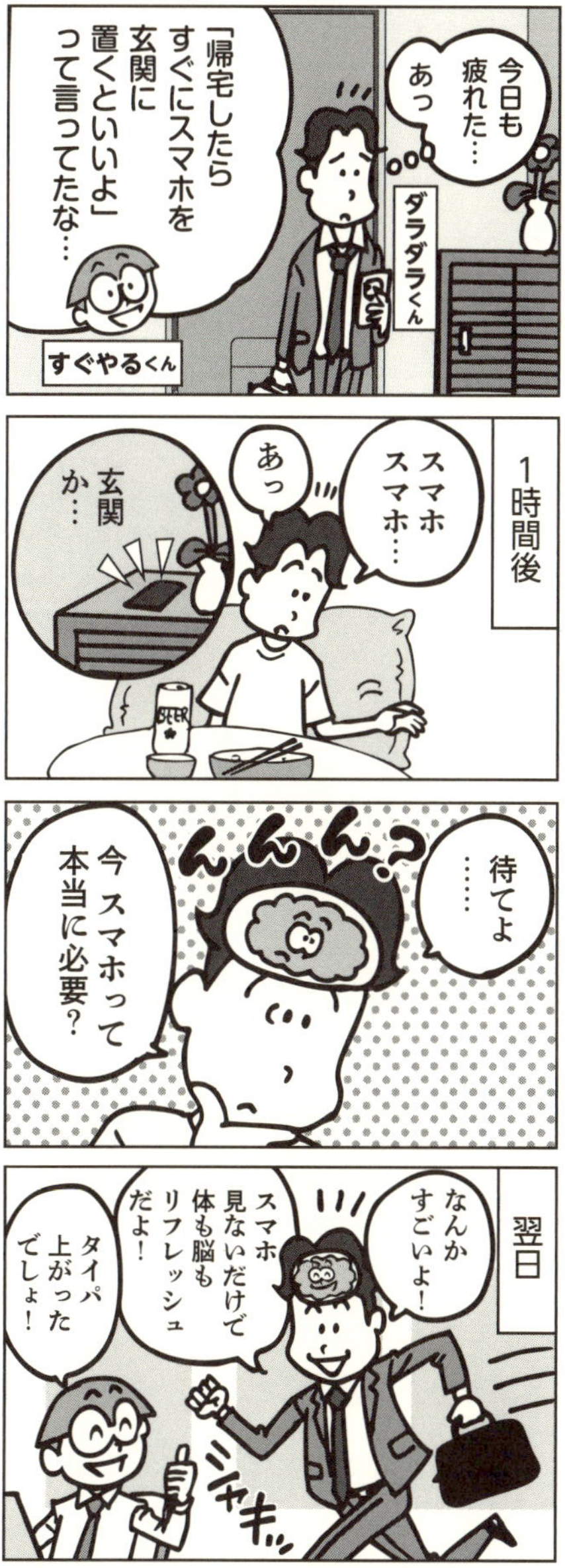
今日も疲れた…あっ
ダラダラくん
「帰宅したらすぐにスマホを玄関に置くといいよ」って言ってたな…
すぐやるくん
1時間後
スマホスマホ…
あっ
玄関か…
待てよ……
んんん？
今スマホって本当に必要？
翌日
なんかすごいよ！
スマホ見ないだけで体も脳もリフレッシュだよ！
タイパ上がったでしょ！
シャキッ

スマホを玄関に置くだけで、脳のブレーキが働く。ムダな時間が減ってタイパがアップ！

「脳のブレーキ」で後回しをゼロに！

❖ なぜ、私たちは後回しにしてしまうのか？

帰宅後、「明日の会議の準備をしよう！」と意気込んでいたのに、知らないうちにスマホで動画を見続け、気づけばもう深夜0時。

「えっ……もうこんな時間？」と絶句した。

気づいたら、やるべきことを後回しにして違うことをしていた。

これでは、タイパ（タイムパフォーマンス）はどんどん下がってしまいます。

なぜ、私たちは「やろうと思ったこと」と違う行動をとってしまうのでしょうか？

実は、私たちの脳はもともと「見たらやる」仕組みになっています。

原始時代、食べ物を見つけたらすぐに手を伸ばし、敵を見つけたら即座に逃げる。

生き延びるためには、見たらすぐ行動することが必要でした。

しかし、進化の過程で「見てもやらない」能力を持つようになりました。

これを可能にしたのが、脳の司令塔である「前頭葉《ぜんとうよう》」の発達です。

前頭葉がしっかり働くと、私たちは「今はやらない方がいい」と判断して、行動にブレーキをかけられます。

ところが、この「前頭葉ブレーキ」がうまく作動しないことがあります。

作動しないと、脳は簡単に「見たらやる」状態に戻ります。

つまり、**やるべきことを後回しにしてしまうのは、「意志が弱い」わけではなく、脳のブレーキがうまく効いていないから**なのです。

❖「脳のブレーキ」が無意識で働く条件とは？

前頭葉ブレーキは、いわば「理性」です。

「やるべきことをやる力」と言い換えてもいいでしょう。

では、「よし！　理性を働かせて、動画を見る前に会議の準備をしよう！」と気合を入れれば、すんなりできるでしょうか？

できる人もいるかもしれません。でも、毎回「我慢」や「忍耐」が必要だったら、息苦しくなってしまいますよね。

もっと自然に、心地よく理性を働かせる方法を考えましょう。


例えば、友人とランチに行って注文したら、先に友人の料理が運ばれてきたとします。目の前には、おいしそうな料理。お腹も空いている……。

さて、あなたは料理に手を出すでしょうか？

もちろん、出しませんよね。

ここで無意識に働いているのが、前頭葉ブレーキです。

このとき「これは友人の料理だから、自分の料理が来るまで待とう」と、いちいち考えないはずです。

つまり、**前頭葉ブレーキは「考えてから作動する」ものではなく、一度学習すれば、**

無意識のうちに働くようになるのです。

理性をうまく使うコツは、「意志の力」に頼るのではなく、環境を整えて自然とブレーキがかかる仕組みをつくることです。

❖ スマホで動画をつい見てしまう理由

でも不思議ですよね？

なぜ、スマホで動画を見続けてしまったときは、「見てもやらない」はずの前頭葉ブレーキ（理性）が作動しなかったのでしょう？

動画を見始めたときのことを思い出してみましょう。

「よし、今から動画を見よう！」と思ってスマホを手に取りましたか？

そうではないと思います。

机の上に置いたスマホをふと見たら、つい手が伸びた。

そこからの記憶はぼんやりしていて、気づけば時間が経っていた。

こんな感じではないでしょうか？

ここで、「意識して行動を始めた場合」と「無意識に行動を始めた場合」の違いを考えてみましょう。

先ほどの友人とのランチの例では、友人の料理が先に運ばれてきても、あなたは手を出しませんでした。ここでは、前頭葉ブレーキがしっかり作動しています。

「これは友人の料理だから、手を出すのはダメ」と、無意識のうちに判断しているのです。

なぜ、こんなふうに理性が働くのでしょうか？

それは、あなたが「意識してレストランに来た」からです。

「友人と食事をする」という目的を持ち、注文し、料理を待つ。

この一連の流れの中で、それぞれの行動が意識的に処理されていれば、前頭葉ブレーキはしっかり作動するのです。

一方で、スマホで動画を見続けてしまったときはどうでしょう？

ランチとは違い、スマホを手に取る瞬間に「よし、今から動画を見よう！」と意識していませんよね？

ただなんとなく、スマホに目が行き、つい手を伸ばし、そのまま動画を再生……。

このとき、前頭葉ブレーキは働いていません。

なぜなら、「無意識に始めた行動」は、脳の中で、思考をショートカットするルートを通るからです。

本来なら、**前頭葉が「本当に今、動画を見るべきか？」と吟味するはずですが、無意識で行動していると、吟味するプロセスをすっ飛ばしてしまうのです。**

私たちの脳は、何かを見たり聞いたりすると、その情報をまず脳の後ろ側にある後方《こうほう》連合野《れんごうや》で処理します。

次にそれを前頭葉の前方連合野《ぜんぽうれんごうや》に送ります。

ここで、「どう行動するか？」が吟味されます。

例えば、目の前にスマホがあるとします。

通常なら、この情報は前頭葉の背外側前頭前野《はいがいそくぜんとうぜんや》によって「本当に今、スマホを使うべきか？」と吟味されます。

これが「前頭葉ブレーキ」の役割です。

しかし、脳はエネルギーを節約したがる臓器です。よく使う単純な行動であれば、いちいち吟味せず、自動化（＝無意識で行う）した方が効率的と判断します。

そこで登場するのが大脳基底核《だいのうきていかく》。

この領域がよく使う単純な行動を自動化するのです。

つまり、**よく使う単純な行動ほど、前頭葉ブレーキは省かれるのです。**

「なんとなくスマホを手に取る」のは、脳がエネルギーを節約し、無意識のルートを優先している証拠です。

これが悪い習慣の正体で、私たちは意識せずに望まない行動を選んでしまうのです。

❖スマホを玄関に置いて「脳のブレーキ」を発動！

では、どうすれば「なんとなくスマホを手に取る」行動を防げるでしょうか？

ポイントは、**「スマホを手に取ることを、意識する行動に変える」**ことです。

例えば、**帰宅したらスマホを玄関に置いてみましょう。**

部屋に入ってしばらくすると、「あ、スマホをチェックしよう」と思うかもしれません。

そのとき、玄関まで取りに行くことで、あなたの脳はこう考えます。

「ちょっと待てよ、本当に今、スマホを使う必要がある？」

これが、前頭葉ブレーキが作動する瞬間です。

スマホがすぐ手元にあると、無意識でつい手に取ってしまいます。

しかし、**「取りに行く」というワンクッションが入ると「よく使う単純な行動」ではなくなり、意識的な行動に切り替えられるのです。**

同じように、前頭葉ブレーキを活用できる場面は他にもあります。

●間食を減らす　お菓子を食べるときは、袋から直接食べずに、皿を出して盛りつけると、その過程で「今食べたいのかな？」と考える時間が生まれます

●衝動買いを防ぐ　通販サイトで欲しいものを買うときは、あえて手動でクレジットカード情報を入力すると、入力の最中に吟味でき、不要な出費を防げます

●テレビをダラダラ見ない　外出時や就寝時にテレビのコンセントを抜いておくと、テレビをつけようとしたときに「何か見たいものある？」と考えるきっかけになります

このように、**ワンクッションになるちょっとした「手間」を入れるだけで、前頭葉ブレーキが働き、ムダな行動を防げるのです。**

❖集中力の鍵は「脳の仕組み」にあった！

私たちの脳は、注意を向ける仕組みとして2つのモードを持っています。

●トップダウン注意（自分の意志で集中する注意）

これは、**自分が決めた目標や目的に意識を向ける注意**です。

例えば、会議の資料を読んでいるとき、意識的に「内容を理解しよう」と集中するのがトップダウン注意の働きです。

自分が決めた目標に沿って注意を向けるため、意志の力が関わります。

●ボトムアップ注意（外部の刺激に反応する注意）

これは、**周囲の環境に影響されて勝手に反応する注意**です。

前頭葉ブレーキ「理性」の仕組み

<脳の「見たらやる」ルート>

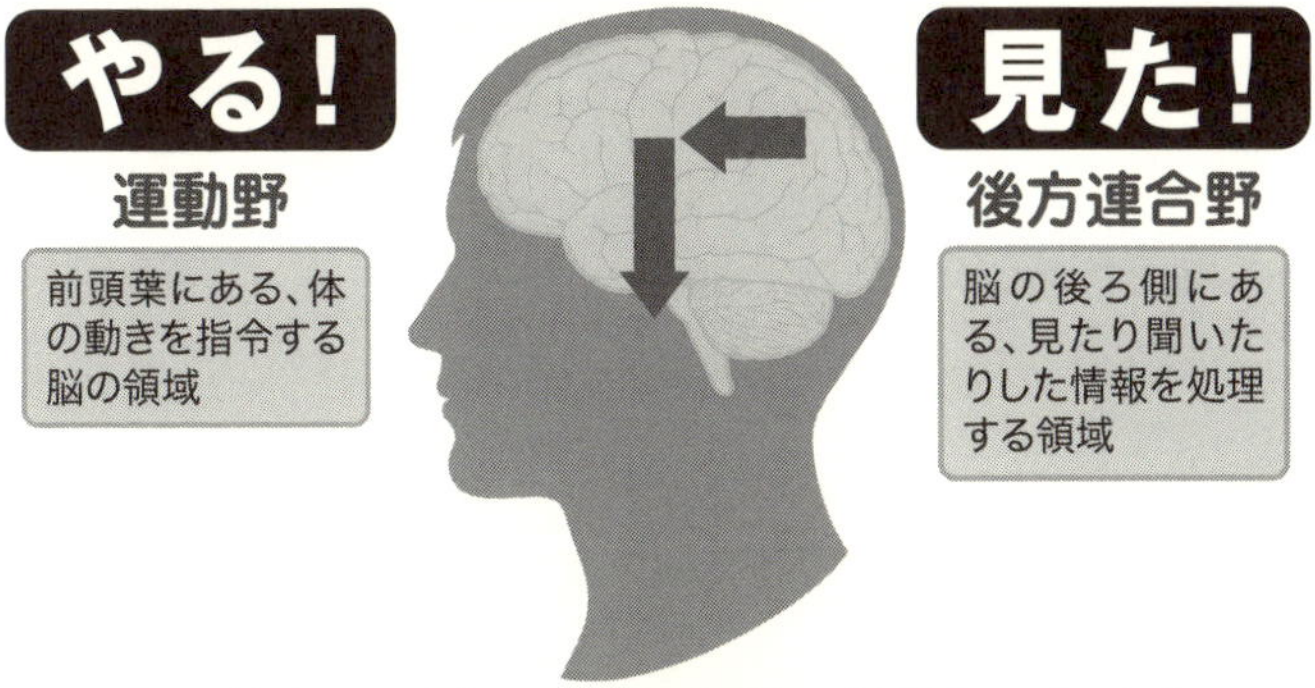
やる！
運動野
前頭葉にある、体の動きを指令する脳の領域
見た！
後方連合野
脳の後ろ側にある、見たり聞いたりした情報を処理する領域

見た情報に反応して、無意識に行動してしまう

<前頭葉ブレーキ>

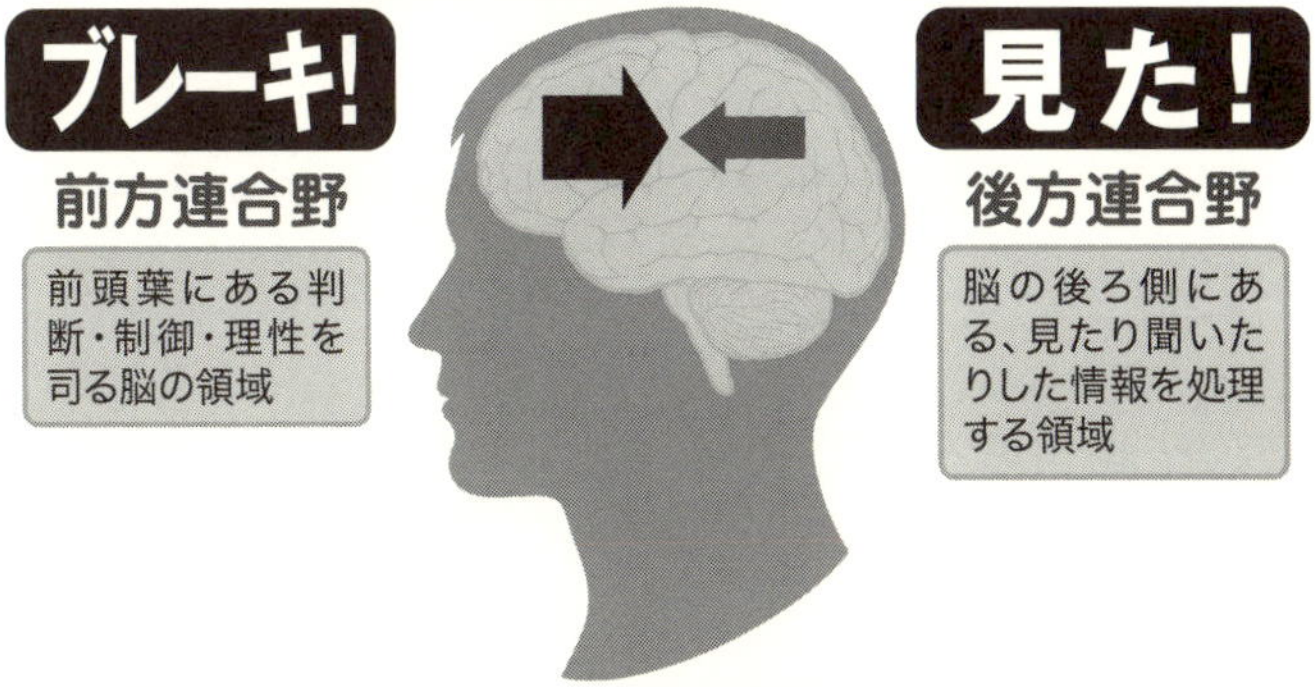
ブレーキ！
前方連合野
前頭葉にある判断・制御・理性を司る脳の領域
見た！
後方連合野
脳の後ろ側にある、見たり聞いたりした情報を処理する領域

前頭葉が「今やるべきか？」を判断し、行動にブレーキ

脳はもともと「見たらすぐやる」ようにできている。だが理性を司る前頭葉が、今やるべきかを判断してブレーキをかける。

自分で制御できるものではなく、外部からの刺激に対して瞬時に反応します。

トップダウン注意がしっかり働いているとき、私たちはやるべきことに集中して取り組めます。

しかし、**ボトムアップ注意が過剰に働いたり、雑念によってトップダウン注意が低下したりすると、自分で注意をコントロールできなくなり、集中が乱れてしまいます。**

では、なぜこのようなことが起こるのでしょうか？

それは、「干渉」という現象によって、私たちの注意が奪われてしまうからです。

干渉とは、何かに集中しようとするときに、別のことが気になってしまう現象です。

この干渉には、「内部干渉」と「外部干渉」の2種類があります。

●内部干渉（頭の中からの邪魔）

自分の考えが邪魔をして、注意がそれてしまう状態です。

例えば、勉強中にふと「今日の夕飯どうしよう？」と考えてしまう。

目標に意識を向けるトップダウン注意が途切れ、自分の頭の中から生まれた思考（雑念）によって集中が妨げられてしまうのです。

●外部干渉（周囲からの邪魔）

外部の刺激によって、無意識に注意が引っ張られてしまう状態です。

例えば、仕事中にスマホの通知が光って、つい手に取ってしまう。

これは、外部からの刺激に反応するボトムアップ注意が優先され、トップダウン注意がかき消されてしまった結果です。

内部干渉は「自分の頭の中」で起こる邪魔、外部干渉は「周囲の環境」によって引き起こされる邪魔です。

トップダウン注意が低下すると「内部干渉」が起こり、ボトムアップ注意が過剰に働くと「外部干渉」が起こります。

私たちが目の前のことに集中するためには、この「内部干渉」と「外部干渉」の両方を適切にコントロールする必要があるのです。

❖スマホの刺激が集中と睡眠を奪う

まずは、外部干渉を防ぐ具体的な方法について解説します。

外部干渉の代表的なものが、スマートフォン（スマホ）です。

スマホは情報にあふれており、常にボトムアップ注意を刺激します。

そこでおすすめなのが、先ほど例に挙げた**「帰宅したらスマホを玄関に置く」という方法**です。私が担当する企業研修や外来では、この方法を実践してもらいます。

玄関に電源があれば、そこをスマホの充電場所にすると習慣化しやすくなります。

帰宅後すぐに玄関に置けなくても、**「食事中だけ」「寝る前だけ」など、時間を区切って置くスタイルでも効果的です。**

こうすることで、玄関という場所を境目にして、情報をシャットアウトできます。

もちろん、外部干渉がすべて悪いわけではありません。

例えば、地震アラートなどの通知は命を守るために必要な情報です。

しかし、外部干渉にさらされ続けると、脳は常に次の刺激を求める状態になります。

スマホの動画を見終わった後、ソワソワしてすぐ次の動画を探したくなるのはそのためです。

一定の時間、情報から離れることで、ボトムアップ注意が落ち着き、脳を休ませることができます。

脳の神経活動には「興奮」と「抑制」の2種類があります。

興奮した神経は、次の刺激を待つ状態になりやすく、この興奮を抑える（抑制する）には、より多くのエネルギーを必要とします。

そのため、**エネルギーが切れがちな夜間は抑制が効きにくくなり、ボトムアップ注意が暴走**しやすくなります。

その結果、**寝る前にスマホを見続けてしまい、睡眠時間が削られてしまうのです。**

❖「玄関にスマホを置く」脳科学な的理由

玄関にスマホを置くことは、単に「置き場所が決まる」だけではありません。

脳の中でも明確な区切りが生まれるのです。

スマホの画面を見たとき、脳の奥深くにある扁桃体《へんとうたい》が「重要な情報かも？」と警戒し、心拍数を上げます。

アプリの通知などを危険の兆候と勘違いするためです。

これは本能的な働きですが、必要のないときまで心拍数が上がると、リラックスできずムダに疲れてしまいます。

さらに、扁桃体のすぐ後ろにある海馬《かいば》では、場所と出来事をセットで記憶します。

そのため、**いつもスマホを持ち歩いていると、脳が「この場所はスマホを使う場所」と学習し、どこにいてもスマホが気になりやすくなります。**

これが続くと、脳が常に警戒モードになり、集中力が下がったり、疲労感が抜けにくくなったりするのです。

一方で、「スマホは玄関に置く」と決めると、余計な警戒モードが解除され、オン・オフの切り替えがスムーズになります。

この考え方を応用したのが「構造化」です。

もともとは、自閉症スペクトラムの人たちが生活しやすくするために開発された方法で、「場所ごとにやるべきことを決める」ことで、ムダな思考や迷いを減らします。

例えば、**「ベッドは寝る場所」「勉強机には勉強道具だけを置く」と決めます。**

すると脳が自動的に「ここでは何をするか？」を準備するようになり、余計なことを考えずに行動できます。

結果として、睡眠の質が上がったり、勉強への集中力が高まったりするのです。

同じ原理で、「玄関はスマホの置き場所」と決めると、スマホの刺激をそれ以外の場所では受けなくなります。

なぜ、スマホを玄関に置くのが効率的なのか？

それは、**人が「空間を移動するとき」こそ行動を変えるチャンス**だからです。

他にもリビングから寝室へ、洗面所から浴室へなど、日常には行動を変えるタイミングがあふれています。

玄関にスマホを置くメリットは次の3つです。

❶スマホの誘惑が減るので集中力が上がる

❷情報過多のストレスから解放され、脳が休息できる

❸場所と行動がセットになるので、自然に良い習慣が定着する

「玄関にスマホを置くのは、ちょっと不安だな……」という人は、最初から玄関に置かなくても大丈夫。

まずは、**「寝室に入る前にリビングに置く」「お風呂の前に洗面所に置く」「押し入れにしまう」**など、簡単なことから始めてみましょう。

一度でもスマホを置く習慣をつくると、脳はそれを記憶します。

週4日以上続ければ、新しい行動へのルートが「標準」として定着します。

習慣を司る大脳基底核が、自然とあなたの行動を「スマホを見ない」ルートに乗せてくれるようになります。

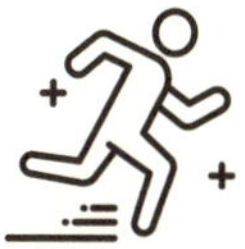

「15分集中法」で作業効率が劇的にアップ

❖雑念を防ぐ！ 15分区切りの集中テクニック

ここまでは、ボトムアップ注意（外部からの刺激に反応する注意）によって集中が切れないようにする方法を解説してきました。

続いては、**トップダウン注意（自分の意志で集中する注意）を強化し、効率よく作業を進める方法**を紹介します。

やるべきことが複数あると、トップダウン注意の負担が増え、集中力が続かなくなります。

そこで、作業をバランスよく進めるために、**15分ごとに別の作業を行う「15分集中法」**を試してみましょう。

例えば、次のような作業があるとします。

A：企画書を作る
B：リサーチ
C：資料を読む
D：メールを送信

この場合、Aを15分やったらBに移り、さらに15分後にC、Dと進め、再びAに戻ります。

または、1時間を15分ごとに区切り、最初の1時間はAを4セット、次の1時間はBを4セットという形でも構いません。

重要なのは、「次の作業の時間が確保されている」ことです。

これがあると、「他の作業のことが気になる……」というマインドワンダリング（雑念）

が減ります。

マインドワンダリングとは、作業中に関係のないことを考えてしまう現象のこと。

例えば、会議の資料を読んでいるのに、「週末はどこに行こう？」と頭をよぎる――これがマインドワンダリングです。

実は研究によると、**人間の脳は16分に1回の頻度で雑念が発生**することがわかっています。

「短すぎる！」と思いませんか？

人間の脳は、そもそも集中力を長時間維持できないのです。

だからこそ、最初から時間を短く区切る方が効率的というわけです。

❖脳の限界は16分！　計画的に区切りを入れる

集中力の低下には、「ノルアドレナリン」という神経伝達物質が深く関係しています。

作業を続けて疲れてくると、脳はノルアドレナリンを増やして集中力を維持しようとします。

しかし、この状態で誰かに話しかけられるなど、外部から作業を中断されると、ストレスホルモンである「コルチゾール」が急増し、強いストレス反応が起こります。

ノルアドレナリンは、もともと集中力を高めるために働く物質ですが、過剰に分泌されると、脳がストレスに過敏な状態になってしまいます。

そこに急な中断（人に話しかけられる、スマホに通知が届くなど）が入ると、脳は「脅威」と判断し、コルチゾールが急上昇します。

結果、イライラや不快感が強まってしまうのです。

例えば、作業に没頭しているときに、上司に突然呼ばれてイラッとした経験はありませんか？

これは上司が悪いのではなく、無理な集中によってノルアドレナリンが増えすぎたことが原因なのです。

15分ごとに作業を区切ると、ノルアドレナリンの急増を防ぐことができ、突然の中断でもストレスを感じにくくなります。

「集中が途切れるのでは？」と思うかもしれませんが、むしろ逆です。

意図的に休憩を入れることで、スムーズに作業を再開できるようになります。

私が担当する企業研修で実験したところ、「自分で作業を区切ると再開しやすくなる」という感想が寄せられました。

一方、15分以上作業を続けたところで、スマホの通知やメールなどで作業を中断された人たちは、「どこまでやったっけ？」と再開に時間がかかっていました。

これは、無理な集中でトップダウン注意が低下し、内部干渉（頭の中の雑念）が起き、やることを忘れてしまった結果です。特に残業が多い人ほど、「作業再開のための時間」が長くなる傾向があります。

闇雲にがんばっても、内部干渉も中断による不快感も増すばかりです。

「今、すごく集中できている」と思っても、16分後には雑念が入り始める。

だからこそ、その前に勇気をもって作業を区切ると、タイパは格段に向上します。

❖休憩時間は最短10秒でもOK

作業を区切るときには、短い休憩を入れることが大切です。

休憩時間は最短10秒でもOK。

例えば、パソコン画面から目線を外す、いったん立ち上がる、少し歩いてから席に戻るといったシンプルな動作で十分です。

この間に、水分補給をするのもおすすめ。

イメージとしては、ボクシングの試合に近いかもしれません。

15分作業したらゴングが鳴り、コーナーに戻る。

そして、トップダウン注意の目標設定が回復したら、またゴングが鳴って作業開始！

このリズムを意識すると、集中力が自然と維持しやすくなります。

❖「パーソナルテンポ」で集中とタイパを最適化

「15分で区切るのは短すぎる」と感じる人もいるでしょう。

確かに、理想的な作業時間は人によって異なります。

そこで、**自分に合った作業時間を見つける方法として、「パーソナルテンポ」を測る**ことをおすすめします。

「15分集中法」で作業効率アップ

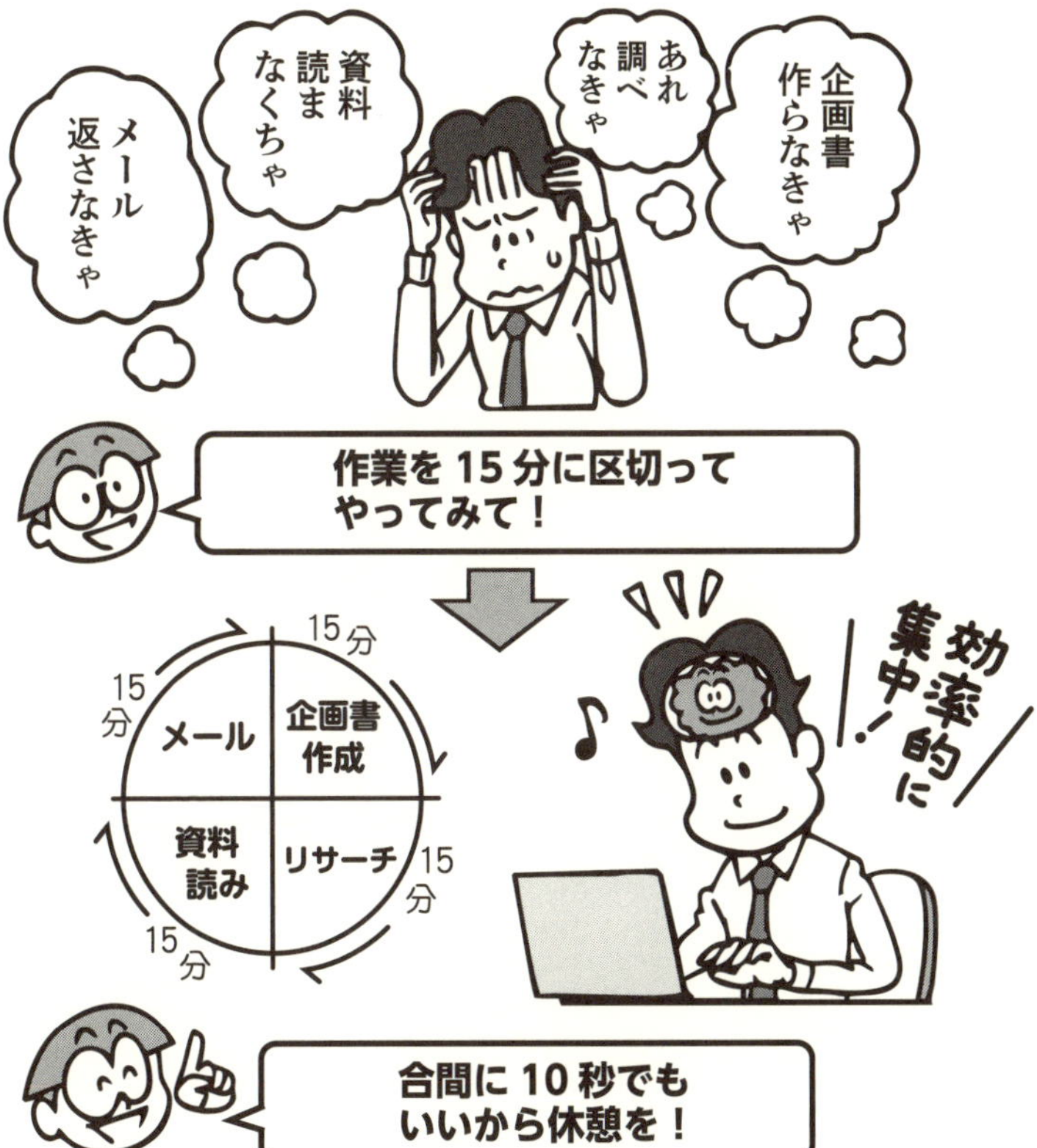
企画書作らなきゃ
あれ調べなきゃ
資料読まなくちゃ
メール返さなきゃ
作業を15分に区切ってやってみて！
15分
企画書作成
15分
リサーチ
15分
資料読み
15分
メール
効率的に集中！
合間に10秒でもいいから休憩を！

脳は約16分ごとに雑念が発生。そこで15分で作業を区切ると効率的に集中して作業できる。合間に10秒でも休憩を入れるのがポイント。

パーソナルテンポとは心拍数に見合った行動速度のことです。

これに合った作業ペースで進めると、疲れにくく、集中力が持続しやすいのです。

●パーソナルテンポを測る方法
❶ストップウォッチをオンにして作業をスタート
❷雑念（他のことを考え始める）が出るまでの時間を測る
❸その時間を自分の作業単位に設定

人によって10分の人もいれば、30分の人もいます。

また、疲れているときは短くなり、余裕があるときは長くなるのも特徴です。

トップダウン注意を適切にコントロールできる人ほど、決断力や行動選択力が高いことがわかっています。

興味深い研究として、プロのトレーダーと大学生を比較した実験があります。

この実験では、被験者に「目を閉じて、自分の心拍数を数えてみてください」という課題を与え、その結果を計器で測定した実際の心拍数と比較しました。

すると、トレーダーは大学生よりも正確に心拍数を把握できていたのです。

さらに、心拍数を正確に把握できる人ほど、収入も多い傾向が見られました。

この研究からわかるのは、**タイパが良い人ほど、自分の状態（テンポ）を正確に把握し、集中力を意図的にコントロールしている**ということです。

❖「またやるな」の一言でダラダラを防止！

ここまで読んで、「これならできそう！」と思ったことが、きっといくつかあったはずです。

環境を整えるだけで、意識しなくてもタイパ（タイムパフォーマンス）は向上します。

とはいえ、現代社会はボトムアップ注意を刺激する仕掛けであふれています。

メールの通知、動画の連続再生、通販サイトのおすすめ機能――。

どれもあなたの意志とは異なる行動に誘導してくるのです。

そこで本章の最後に、「ついスマホを見始めてしまった！」とハッと気づいたときに、理性を取り戻すマジックワードをお伝えします。

その言葉は、「またやるな」。

スマホを手に取ったら、こうつぶやいてみてください。

「これは、またやるな（気づいたら長時間見続けてしまうやつだ）」

たったそれだけで、前頭葉ブレーキが作動し、意識が戻ります。

なかなか行動を変えられないとき、こんなふうに思ったことはありませんか？

「私は、やめようと思えばいつでもやめられる」

でも、ここに大きな落とし穴があります。

昨日やったことは、今日もやる。

これは、脳が無意識に「昨日と同じ行動」を選んでいるからです。

気づいたら動画を見続けてしまうのは、大脳基底核のしわざ。

大脳基底核は過去の行動を記憶し、私たちに無意識で繰り返させます。

「いつでもやめられる」と思っているだけでは、行動は変えられません。

行動を変えるには大脳基底核の特徴を活用することがポイントです。

大脳基底核には「途中で別のルートが挟まると、自動運転が止まる」という特徴があります。

だからこそ、**「またやるな」と口にすることで、脳が過去の行動パターンを検索し、「これ、前もやったな……」と、一瞬立ち止まることができるのです。**

もし、「またやるな」とつぶやいたことでスマホを見るのを途中でやめられたら、あなたの脳には「途中でやめられた記憶」が刻まれます。

この記憶が積み重なるほど、大脳基底核のルートが書き換わり、「つい長時間見てしまう」→「見てもすぐやめられる」に変わっていくのです。

最初は半信半疑かもしれませんが、試してみると意外と効果を実感できるはず。

ぜひ、**次にスマホを手に取ったとき、「またやるな」とつぶやいてみてください。**

その小さな一言が、あなたのタイパを大きく変える第一歩になるはずです。

［第1章 まとめ］

① 「脳のブレーキ」でムダな行動をゼロに！

② スマホを玄関に置いてタイパを向上させる

③ ちょっとした手間で「脳のブレーキ」を作動させる

④ 作業を15分で区切ると集中力アップ

⑤ 「またやるな」は脳に効く行動ストッパー

すぐできる！ タイパ改善テクニック①

❖スマホのトップ画面にアプリを表示しない

スマホを開いた瞬間に、目に飛び込んでくるアプリのアイコン。

それだけで、つい無意識にタップしてしまいませんか？

そこで、**トップ画面からアプリを消してみましょう。アプリを横にドラッグして、隣の画面に移動させるだけでOK。**使用頻度の低いアプリはさらに隣へ。

1つの画面に表示されるアイコンを減らし、どんどん隣へ移動しましょう。

すると、スマホを開いたときに「ん？　何か見る必要あったっけ？」と一瞬考えるようになります。

たったこれだけで、**「開いたら即タップ」の自動ルートから抜け出せる**のです。

実際に試してみると、ほとんどのアプリは使わなくても生活できることに気づくはず。

3つ隣の画面に移動したアプリなんて、存在自体を忘れるかもしれません。

❖スマホの電源を切る

昔は、携帯電話の電源を切ることが当たり前でした。

でも最近、スマホの電源をオフにしたのはいつですか？

試しに**電源を切ってみると、再び起動するまでに時間がかかります。**

その間に「まだかな？」とイライラするかもしれませんね。

このイライラは、スマホを使うことが習慣化しすぎている証拠です。

でも、そのまま**「まぁ、いいか」と思えたら、前頭葉ブレーキが作動し、スマホから距離をとれます。**

こうなれば、電源を切ること自体が当たり前になり、無意識のうちにスマホの使用時間を減らせます。

スマホは、画面の向こう側にいる相手に応じるツール。

電源を切れば、その相手から解放されます。

相手の顔色をうかがうことのない、自由な時間を手に入れてみませんか？

❖ 固定電話のようにスマホを定位置に置く

「スマホが目に入る」から「意図してスマホを見る」に変えてみましょう。使い終わったスマホをその場に置かず、玄関やリビングの棚など、決まった場所に戻すようにします。

これだけで、「つい手に取る」習慣を断ち切れます。

定位置を決めると、スマホを取りに行くために少し歩く必要が出てきます。

面倒に感じるかもしれませんが、実はこれ、低強度の運動を増やすチャンス。

運動不足を感じているなら、一石二鳥です。

リハビリの現場でも、作業道具の位置を調整することで、適切な動作を引き出す方法が使われています。

それと同じように、スマホを定位置に置くことは、あなたの行動を変える「小さな環境調整」なのです。

コラム

目標を具体的にすると脳が動き出す

私たちの脳は、外部の刺激に影響されやすい性質を持っています。

しかし、これは進化の過程で獲得した大切な能力でもあります。

脳は、「こうなるかもしれない」と未来を予測することで、危険を察知し、生存率を上げてきました。

しかし、この柔軟な対応には落とし穴もあります。

やるべきことがあいまいだと、その場の刺激に流されやすくなるのです。

例えば、「勉強しよう」と思っていたのに、スマホの通知が鳴るとつい手が伸びてしまう。

これは、脳が未来を考えながらも、目の前の刺激にすぐ反応してしまうからです。

「来年の試験に合格する」と目標を立てても、いざ勉強を始めるとスマホが気になる。

長期的な目標よりも、今すぐ得られる刺激の方が優先されてしまうのです。

では、どうすれば外部の刺激に流されずに済むのでしょう？

ポイントは、**「より具体的な行動レベルの計画を立てること」**です。

例えば、「試験勉強をがんばる」ではなく、「毎日30分、スマホを別の部屋に置いて数学を解く」と決めるだけで、誘惑に負けにくくなります。

やるべきことが明確になれば、脳が迷わず行動に移せるからです。

未来を予測する力のおかげで、私たちは状況の変化に柔軟に対応できますが、その分、外部の刺激にも影響を受けやすくなっています。

そこで、やるべきことを具体的に決めておくと、「こうなるかもしれない」というあいまいな可能性が減ります。その結果、柔軟に対応する必要がなくなり、外部の刺激に影響されにくくなるのです。

「ついスマホを見てしまう……」と感じるなら、まずは目標をもう少し具体的にしてみましょう。

「帰宅後30分間だけはスマホを使わない」

「机に座ったら、問題集を1問だけ解く」

このように、**目標を小さく具体的にするだけで、驚くほど行動しやすくなる**はずです。

第2章

超効率化！
「脳の時間割」で
「やるべきこと」が
すぐできる

朝イチはメールより「やるべきこと」をやる!

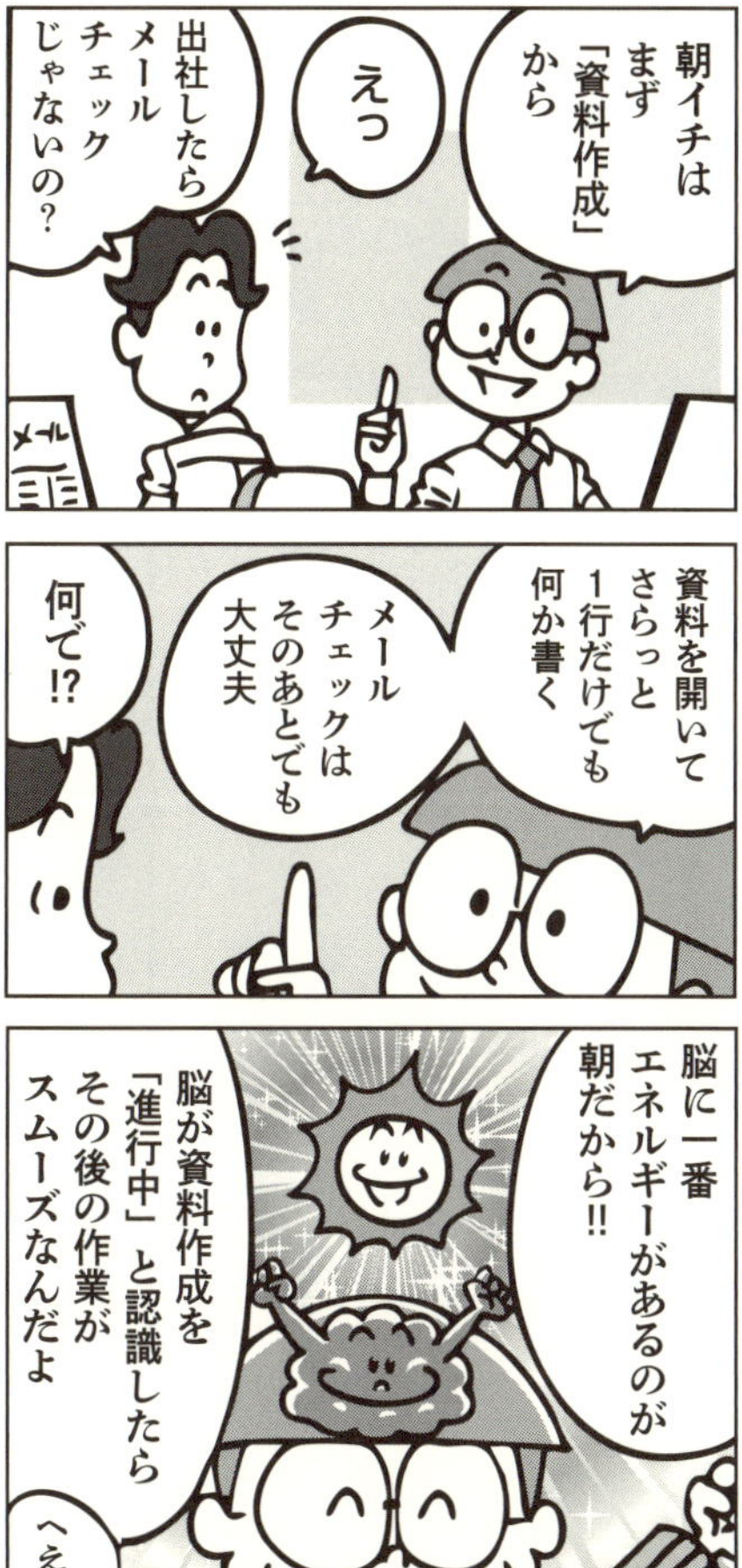

朝イチはまず「資料作成」から
えっ
出社したらメールチェックじゃないの?
メール
資料を開いてさらっと1行だけでも何か書く
メールチェックはそのあとでも大丈夫
何で!?
脳に一番エネルギーがあるのが朝だから!!
脳が資料作成を「進行中」と認識したらその後の作業がスムーズなんだよ
へえ!
大事な決断ほど朝がいいよ!
さてっ
婚活するかー!
テストステロン増加中!

朝イチのメールをやめて、やるべき作業から手をつけると、仕事の効率が劇的に向上!

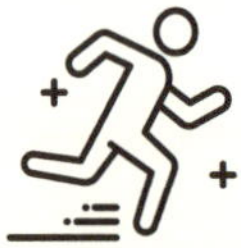

朝イチはメールより「やるべきこと」から始める

❖目覚めた瞬間の行動が1日のタイパを決める

朝、目が覚めたら最初に何をしますか？

多くの人が、スマホで時刻を見て、ついでにメールやSNSをチェックするでしょう。

寝ている間に知らなかった情報を得ると、「世の中に追いつけた」と安心しますよね。

他人の行動を知ると、自分も1日をスタートした気になります。

でも、そのままニュースを読んだり動画を見たりして、気づけば時間が経っている。

そんな経験はありませんか？

実は、これには明確な理由があります。

スマホを見て他人の行動をチェックすると、ボトムアップ注意（外部の刺激に反応する注意）が反応します。

ボトムアップ注意が働くと、トップダウン注意（自分の意志で集中する注意）は停止してしまいます。

つまり自分のやるべきことよりも、他人の情報に意識が引っ張られるのです。

結果として、本来自分がやりたかったことが後回しになってしまいます。

ただ、他人の情報よりも、自分のやるべきことを優先できる時間があります。

それは、目覚めた直後です。

人間の脳は、「何かをやる」ことよりも「やらないように我慢する」方がエネルギーを使います。

目の前にお菓子があるのに「食べないようにする」。

スマホを見たいけど「見ないようにする」。

「やらないように我慢する」のは、一度発火した神経活動を抑えることになるため、多くのエネルギーを消費します。

だからこそ、**1日でエネルギーがたっぷりある朝のうちに、「やるべきこと」から始めるのがベスト。**朝に一度行動を起こせば、その後はスムーズに続けられるのです。

この章では、脳のリズムに合った「タイパのいい1日の行動パターン」を紹介します。

この「脳の時間割」を活用すれば、無理なくタイパを高めることができます。

❖朝イチで「やるべきこと」に手をつける

目覚めた直後は、何よりも先に「やるべきこと」に手をつけてみましょう。

仕事・勉強・家事・趣味、何でも構いません。ただし、手をつけるのは「少しだけ」です。

- **1行書く**
- **1問解く**
- **作業道具を用意する**

これだけで、脳は、1日の行動の予測が立ち、スムーズに作業を進めやすくなります。

さらに**職場に到着したら、まずその日に「やるべきこと」に少しだけ手をつける。**

これを習慣にすると、１日の主導権を自分で握れるようになります。

メールチェックやＳＮＳは、その後でも大きな問題は起こりません。

やるべきことを先延ばしにすると、「やらなければならない」と脳がずっと覚えておく必要が生じ、余計なエネルギーを消費します。一方、ほんの少しでも手をつけると、「この作業は進行中だ」と脳が認識し、負担が減ります。

一度習慣になった行動は、この「手続き記憶」という仕組みにより、意識しなくても続けやすくなります。例えば、自転車に乗れる人は、一度またがれば自然とペダルをこげます。これと同じように、職場に着けば自然と作業に取り掛かれるのです。

実践方法はとても簡単です。

●会社の資料を整理したい場合

❶出社してメールをチェックする前に、資料のファイルを開いて1行書く

❷その後に、メールをチェック

こうすると、脳が「デスクの前に座る＝作業開始」と学習し、無意識に仕事に取り掛かれるようになります。

脳は、何度も通った神経ルートを強化する性質を持っています。

●何度も使うルートは強化され、自動化しやすくなる
●使わないルートは睡眠中に消去される

この原理に沿って、**「朝イチのスマホチェック」ではなく、「朝イチのやるべきこと」へとルートを変えれば、自然とやるべきことに取り掛かれるのです。**

やるべきことを効率よく進めるには、行動の順番を少し変えるだけでOKです。

例えば、「メールを開く前に、仕事の資料を1行だけ書く」とどうなるでしょう?

メールの内容を「さっきの作業に関係するか?」と考えながら読めるので、余計な情報に振り回されない。

すでに作業を始めているので、そのままスムーズに続けられる。

逆に、最初にメールを開くと、急ぎの案件や気になる話題に気を取られ、作業が後回しになってしまいます。

「まずやるべきことに手をつける」習慣が、1日のタイパを劇的に向上させます。

❖「朝イチのメールチェック」をやめる

企業研修でこの話をすると、「朝イチのメールチェックをやめるのは難しい」と言われることがあります。

でも、実際に試してもらうと、こんな感想が返ってきます。

「即レスが仕事力だと思っていたが、本当に緊急なら電話が来るので、メールが数分遅れても問題なかった」

「無意識にメールソフトを開いていたことに気づいた。確かに、メールを後回しにすると作業がはかどる」

このように行動の順番を変えるだけで、1日の流れは驚くほどスムーズになります。

❶目覚めたら、最初に「やるべきこと」に手をつける（1行書く・1問解く）

❷**職場でも、メールチェックより先に「やるべきこと」に手をつける**
❸**何度も繰り返すことで、行動が自動化される**

朝の行動を変えるだけで、1日の主導権はあなたのもの。
まずは「朝イチのスマホ」から「朝イチのやるべきこと」にシフトしてみてください。

「脳の時間割」に合わせて効率的に作業しよう！

❖脳のリズムに従って作業効率をアップ

ここからは、私たちの脳に備わった「作業に適した時間帯」について解説します。
これは**「脳の時間割」**とも呼べるもの。

普段の行動を脳の時間割に合わせるだけで、タイパが自然と向上します。

その基準となるのが生体リズム（体内時計）です。

細胞内の時計遺伝子がリズムを刻み、ホルモンや神経伝達物質の分泌をコントロールしています。

つまり、**自分の感覚に頼らず、脳のリズムに従うことが、最も効率的な1日の過ごし方につながるのです。**

脳のパフォーマンスは午前に高まり、午後に低下し、夕方に再び上がり、就寝前に低下します。

大まかに分けると、以下のようになります。

- **午前　創造性が高まる**　アイデア出し・重要な仕事
- **午後　集中力が低下**　確認作業・単純作業
- **夕方　作業スピードが向上**　仕上げ作業
- **夜　脳の活動が低下**　リラックス・睡眠準備

例えば、午前中に今日やるべきことを進める、午後は確認作業をする、夕方に仕上げるという流れをつくるだけで、効率よく1日を進められます。

❖1時間ごとの「脳の時間割」に適した作業を行う

さらに詳しく見ると、起床時間を基準に約1時間ごとに脳の状態が変化します。
例えば、朝7時に起床した場合、以下のようなリズムになります。

- **起床から2時間以内（9時まで）テストステロンが増加**　大事な決断をする
- **起床3～4時間後（10～11時）脳波が活発化**　アイデアを出す。作業の流れを決定
- **起床5時間後（12時）免疫力が向上**　人との対話。交渉・相談
- **起床6時間後（13時）集中力が低下**　仮眠をとって午後の眠気を防ぐ
- **起床7時間後（14時）アドレナリンが増加**　手を動かす作業。細かい作業
- **起床8時間後（15時）思考力が低下**　頭を使わない単純作業
- **起床9時間後（16時）セロトニンが増加**　行動の振り返り。言いにくいことを言う

●起床10～11時間後（17～18時）深部体温が上昇　作業スピードを上げる。体を動かす

このように、脳のリズムに合わせて作業を組み立てるだけで、自然とタイパが向上します。

次からは時間帯ごとの脳の時間割について詳しく解説していきます。

例に挙げた時刻は朝7時に起床した場合のものです。

【起床2時間以内（9時まで）】決断力が最も高まる時間を活かす

○向いている作業　大事な決断をする
×向いていない作業　共感する

起床後2時間以内は、決断力が最も高まる時間帯です。

なぜなら、この時間帯は**「テストステロン」という男性ホルモンが増加し、スパッと決断しやすくなる**からです。

男性だけでなく、女性も分泌量は少ないながら同じ効果を得られます。

前夜に悩んでいたことも、朝になると「あ、これでいい」とスムーズに答えが出ることがありますよね？

これは、睡眠中に脳が情報を整理し、不要なものを削除した結果です。

つまり、朝イチで浮かんだ考えは、脳が「重要」と判断したもの。このタイミングで、仕事の進め方や引き受ける案件、投資先、転職など、大事な決断をしましょう。

ただし、テストステロンの影響で、この時間帯は共感力が低下します。

そのため、ニュースやSNSを見て「それは違うだろ」と突っ込みたくなったり、相手の意見に否定的になりやすくなったりします。

朝イチの議論は意見がぶつかりやすいので避け、あいさつ程度にとどめ、自分の作業に集中するのが正解です。

【起床2時間以内（9時まで）を有効に使うコツ】

●最初の1つを確実に実行する

目覚めてから「今日やるべきこと」が頭に浮かぶことがありますよね？

ここで大事なのは、**出勤して席に着いたら、頭に浮かんだ最初の1つを確実に実行す**

「脳の時間割」で作業効率をアップ！

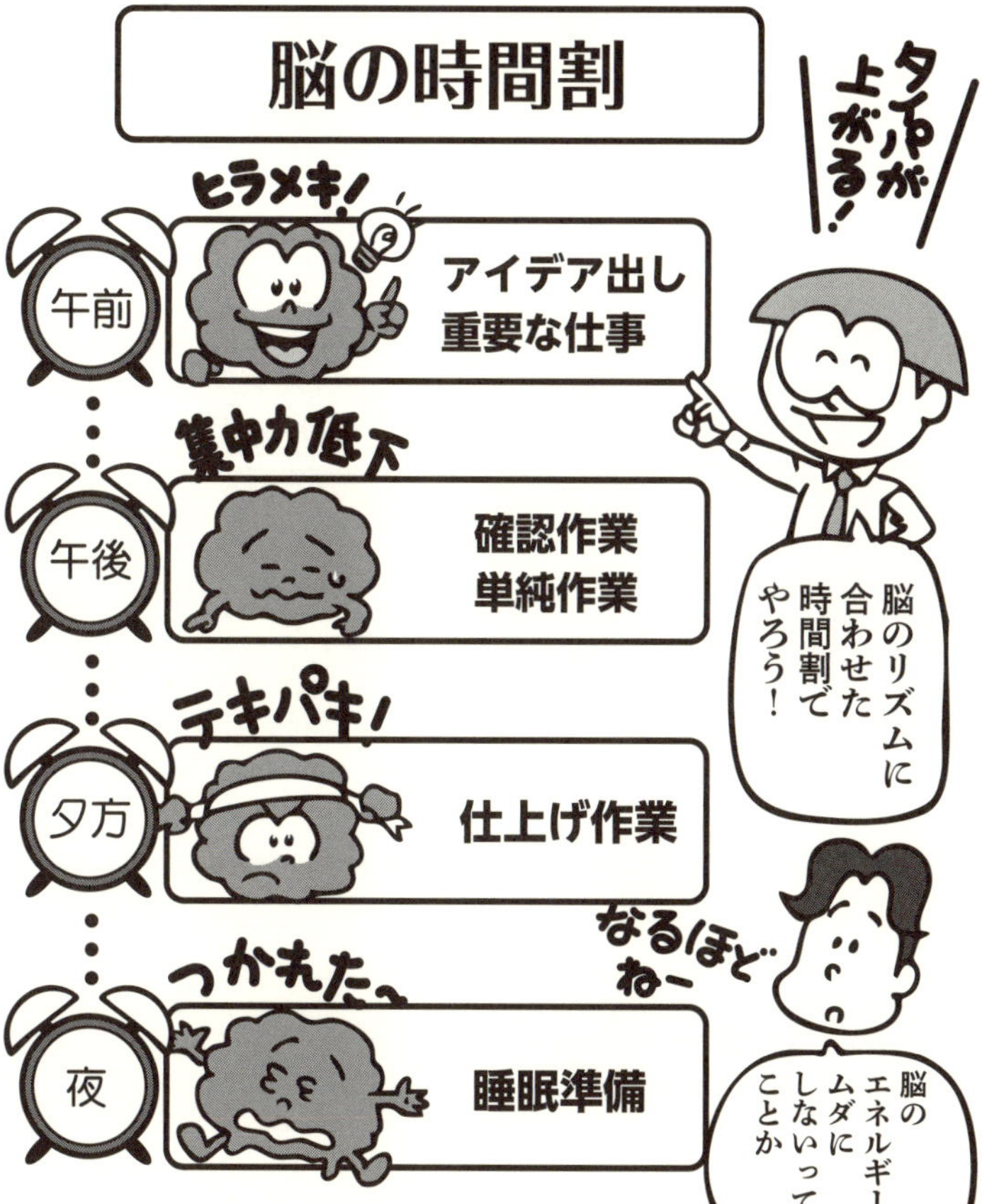
脳の時間割
タイパが上がる！
ヒラメキ！
午前
アイデア出し
重要な仕事
集中力低下
午後
確認作業
単純作業
テキパキ！
夕方
仕上げ作業
つかれた～
夜
睡眠準備
脳のリズムに合わせた時間割でやろう！
なるほどねー
脳のエネルギーをムダにしないってことか

脳のパフォーマンスは午前、午後、夕方、夜と時間帯ごとに変化する。
脳のリズムを活かした時間割に合わせて、作業を効率化しよう！

ること。

なぜなら、最初の1つを実行すれば、その後の作業がすべて関連付けられ、スムーズに進むからです。

逆に、朝イチでニュースを読んだり、ネット検索をしたりすると情報収集モードになり、やるべきことが後回しになってしまいます。

1日の予定を細かく決める必要はありません。「最初の1つを確実にやる」ことだけ意識すれば、後は脳が自動的に流れをつくってくれます。

【起床3〜4時間後（10〜11時）】創造性を発揮する時間

○ 向いている作業　アイデアを出す。作業の流れを決定

× 向いていない作業　単純作業

この時間帯は、1日のうちで最も頭がさえているタイミングです。

新しい企画を考えたり、問題の解決方法を練ったりとアイデアを出すのに最適です。

脳はこの時間帯に、蓄積した情報を整理し、異なる知識を結び付けて新しい視点を生み出します。これは「思考の流暢性《りゅうちょうせい》」と呼ばれ、柔軟な発想や独創的なアイデアを生む力につながります。

例えば、次のような思考を意識すると効果的です。

- ●顧客の要望の本質を見抜く
- ●上司の指摘を受け入れ、方針を見直す
- ●他業界の成功モデルを応用する
- ●過去の成功パターンを分析し、新たな戦略を立てる

また、この時間帯に「今日達成したいこと」を明確にしておけば、その後の作業効率も大幅に向上します。

【起床3～4時間後（10～11時）を有効に使うコツ】

●紙に書き出して考える

創造的な作業をするなら、パソコンの画面より紙を使うのがおすすめ。

パソコンの画面を見ているだけで脳の負荷が増え、思考の自由度が下がるからです。

試しに、「今日は作業がはかどるなぁ」と口に出しながら「手書きとパソコンの違い」と書いてみてください。

紙に書きながらならスラスラと言えますが、パソコンの画面を見てタイピングしながらだと難しいはず。

パソコンの画面を見て入力するだけで、脳のリソース（思考に使えるエネルギー）を消費してしまうのです。

興味深い実験があります。

「掃除をする」という言葉を被験者に見せたところ、パソコンの画面で見た人は「掃除機をかける」と具体的な行動を思い浮かべ、紙で見た人は「部屋をきれいにする」と広い視点で考えました。

つまり、パソコンの画面は具体的な作業を処理するのに向き、紙は思考の幅を広げて全体像を考えるのに適しているのです。

アイデアを生み出したり、物事の本質を見極めたりしたいときは、紙とペンを活用しましょう。

【起床5時間後（12時）】最強のメンタルで対話や交渉をする

○向いている作業　人との対話。交渉・相談

×向いていない作業　ネットで調べる

この時間帯は、白血球が増え、免疫力が高まるタイミングです。

免疫力が上がると、脳はストレス耐性が強まり、ネガティブな情報やショックな映像に動揺しにくくなります。

つまり、この時間帯は**メンタルが安定しやすく、対話や交渉に向いているのです。**

このタイミングで、上司や取引先への提案、人に仕事を頼むといった「言いにくいこと」を進めてみましょう。

相手の反応が鈍くても、感情を乱さず淡々と話を進められるはずです。

断りづらい仕事を引き受けがちな人も、この時間に「ＮＯ」と言う練習をしてみるとよいでしょう。

【起床5時間後（12時）を有効に使うコツ】

●他人の脳を借りる

仕事や学習の進捗を人に見せるのが不安で、つい隠してしまうことはありませんか？「まだ人に見せられるレベルじゃない」「意見を言われたくない」

でも、こうした思考が視野を狭め、作業の進行をさらに遅らせる原因になっています。

そこで活用したいのが、他人の脳を借りること。

ネット検索は便利ですが、結局のところ、自分の閲覧履歴に基づいた情報が優先的に表示されています。

広い情報に触れているようで、実際には「すでに知っている範囲の情報」しか得られないのです。

一方、人と話すと、思いもよらない視点やキーワードを得られることがあります。

言葉は、記憶への「アクセスキー」。脳は過去の経験を記憶していますが、それを引き出すには「適切なキーワード」が必要です。

他人の言葉がきっかけとなり、自分の中に眠っていたアイデアや解決策がひらめくこともあります。

行き詰まったら、誰かに相談したり雑談したりしてみましょう。

意外な一言が、新しい突破口になるかもしれません。

【起床6時間後（13時）】計画仮眠で午後の眠気をリセット

○ 向いている作業　仮眠をとって午後の眠気を防ぐ
× 向いていない作業　スマホやパソコンの閲覧

この時間帯の2時間後には、脳の「睡眠・覚醒リズム」により、強い眠気が訪れます。

睡眠・覚醒リズムとは、「目がさえる時間」と「眠くなる時間」を周期的に繰り返す生体リズム（体内時計）の仕組みです。

午後の作業効率を下げないために、**事前に眠気をリセットしておく「計画仮眠」を取り入れましょう。**

計画仮眠のやり方

● 目を閉じる　実際に眠らなくても、目を閉じるだけで脳波が変化し、頭がスッキリ

します

●仮眠時間は1分〜30分まで　1〜5分の短時間でも効果あり。おすすめは10〜15分。30分以上寝ると夜の睡眠の質が低下するので注意

●横にならず、座ったまま　座ったまま目を閉じる、背もたれに寄りかかる、リクライニングを倒す程度でOK。横になると深い睡眠に入りやすく、目覚めが悪くなるので避けましょう

●起きる時間を3回唱える　「10分後に起きる」と頭の中で3回唱えると、目覚める少し前に心拍数が上昇し、スムーズに目が覚めます。繰り返すほど、ぴったりの時間に起きられるようになります

【起床6時間後（13時）を有効に使うコツ】

●情報のインプットを避ける

脳は、新しい情報を取り込んだ後、休憩中に整理・統合して空き容量をつくります。昼休みに仮眠や散歩をすると、午前中に蓄積した情報の処理がスムーズに進み、午後の思考がクリアになるのです。

一方、昼休みにスマホやパソコンを見続けると、情報が整理される前に次々と新しい情報が入り、処理が追いつかない状態になってしまいます。

すると、午後の作業中に強制的に情報整理が始まり、ぼんやりしたり、会話を聞き逃したりする原因になるのです。

昼休みは、あえて情報を入れず、脳を休める時間にしましょう。

午後の生産性が大きく変わります。

【起床7時間後（14時）】アドレナリンを活用して手作業に集中

○向いている作業　手を動かす作業。細かい作業

×向いていない作業　人の話をジャッジする。感情的な議論

この時間帯は、アドレナリンの増加で脳が活性化し、扁桃体《へんとうたい》（危機を察知し、警戒する部位）が敏感になるタイミングです。

その影響で、些細なことにも過剰に反応しやすくなります。

例えば、SNSで自分と違う意見を見てイライラしたり、同僚の雑談に「それは違う」と反論したくなったり。

扁桃体が過敏になると、「違う意見＝攻撃」と感じやすくなり、つい言い争いになってしまうのです。

しかし、これは扁桃体が「細かい変化に敏感になる」という性質を持っているから。

本来は集中力を高め、作業スピードを上げるのに役立ちます。

この時間帯は**議論よりも、手を動かす作業にエネルギーを向けましょう。**


【起床7時間後（14時）を有効に使うコツ】

● ジャッジせず、受け入れる

この時間帯は、人の話をつい「それは違う」「当たり前じゃん」とジャッジしがち。

これは、扁桃体が過敏になり、正誤を即座に判断しようとするため。

しかし、それではとげとげしい会話になってしまいます。

そこで、**相手の話を受け止める言葉を意識してみましょう。**

●**「そういう考え方もあるね」** まず受け入れる
●**「面白いね」** 興味を示しつつ深掘りする
●**「それってどういうこと？」** 相手の考えを引き出す

こうすると、相手の話を冷静に聞けるだけでなく、新しい気づきが得られるはずです。

【起床8時間後（15時）】頭を使わない単純作業に集中する

○向いている作業　頭を使わない単純作業
×向いていない作業　会議。集中力を要する作業

この時間帯は、睡眠・覚醒リズムの影響で脳の覚醒度が低下して、眠くなるタイミングです。

ビジネスの世界では「この時間帯の会議で達成できるのは、開始時間を守ることだけ」

と皮肉られるほど、思考力が落ちやすい時間帯。

会議を開くとダラダラと長引き、タイパが低下しやすくなります。

2時間前に計画仮眠を取っていても、午前中のような集中力は期待できません。

そこで、**頭を使わない単純作業が向いています。デスクの片付けや仕事の雑務などを処理しましょう。**

すでに午前中に方針が決まっているなら、淡々と作業を進めるチャンスです。

【起床8時間後（15時）を有効に使うコツ】

●雑務を片付けて脳の負担を減らす

開封していない郵便物、放置していた書類、未入力の伝票……。

「やらなきゃ」と思いながら後回しにしている雑務は、実は脳の容量を圧迫する原因になります。

「やらなきゃ」と覚えているだけで脳はエネルギーを消費してしまうため、この時間帯に片付けてしまいましょう。

メインの業務から離れ、**考える必要のない作業に集中する時間帯だと割り切って、雑**

務に専念しましょう。

【起床9時間後（16時）】落ち着いて振り返る時間

○ 向いている作業　行動の振り返り。言いにくいことを言う

× 向いていない作業　新しいことを始める

この時間帯は、心を安定させるホルモンであるセロトニンの分泌が増え、脳が適度に覚醒しつつもリラックスした状態になります。

心が落ち着き、冷静に物事を見直しやすいタイミングです。

一度立ち止まり、自分の行動を振り返って見直してみましょう。

例えば、「作業は効率的だったか？」「ムダな時間を減らせたか？」と振り返り、今後の計画に活かすのも効果的です。

また**自分や他人に寛容になりやすい時間帯なので、言いにくいことを伝えるのに最適。**

誰かに頼みごとをしたり、間違いを指摘したりするときも、お互いに受け入れやすくなります。

【起床9時間後（16時）を有効に使うコツ】

●雑談を活用する

この時間帯は、雑談が思わぬ発見を生むことがあります。

「雑談は時間のムダ」と思うかもしれませんが、実は逆。業務に集中しすぎて視野が狭くなったとき、**雑談を通じて思考が広がり、新たな視点が生まれるのです。**

雑談を有意義な気づきにつなげるには、**「メタ認知」**を意識するのがポイント。

メタ認知とは、自分の思考を客観的に把握し、整理する力のこと。

これを活用すると、先入観や思い込みに気づき、柔軟な思考ができるようになります。

●メタ認知を促す5つの質問

❶**確認する**　「それってこういうことですか？」

❷**考える**　「もし○○だったらどうしますか？」

❸**焦点化する**　「どんな風にやるんですか？」

❹**展開する**　「○○をやったことはありますか？」

❺メタ化する　「やってみてどうでした？」

こうした質問を意識すると、雑談が単なる世間話で終わらず、建設的な対話に変わります。

【起床10〜11時間後（17〜18時）】深部体温上昇で作業スピードを上げる

○ 向いている作業　作業スピードを上げる。体を動かす

× 向いていない作業　じっと座り続ける。考え込む

この時間帯は、**深部体温（内臓の温度）が最も高くなるタイミングです。**

深部体温が上がると、筋肉が動きやすくなり、血流が良くなることで判断力や作業スピードが向上します。

午前中は創造的な思考がしやすい時間でしたが、この時間帯は**決断力と行動力を発揮**しやすいのが特徴です。

すでに決まった計画に従い、どんどん作業を進めましょう。

じっと座っているのはもったいない時間です。

体を動かすと血流が促されて脳に十分な酸素が行き渡り、集中力が高まり、思考がクリアになります。

さらに、体を動かすと脳の情報処理が活性化します。

作業によって蓄積されたデータが睡眠中に整理されることで、翌朝のひらめきやアイデアにつながるのです。

【起床10〜11時間後を有効に使うコツ】

● 運動で作業効率をアップ

仕事の合間に短時間の運動を取り入れると、集中力や作業効率がアップします。

スクワット10回程度でもOK。筋肉が増えると深部体温を上げる能力が高まります。

この時間帯に深部体温を上げると、睡眠の質も上がり、翌日の集中力も上がります。

デスクワークが多い人は、座ったままでもできるエクササイズを試してみましょう。

❶両足の裏をしっかり地面につける

❷肩を耳に近づけるようにグーッとすぼめる
❸その肩を後ろに引いて、ストンと力を抜く
❹肛門をギュッと締めながら、肩をお尻に向けて引き下げて5秒キープ

これを3回繰り返すと、深部体温が上がり、頭がスッキリとさえます。

短時間でできるので、ぜひ取り入れてみてください。

❖あなたに合った「新しい時間割」をつくる

本章では、「脳の時間割」に基づいて、どの時間帯にどんな作業をすると効率が上がるかを解説してきました。

「理屈はわかるけれど、仕事の都合でこの時間割どおりには動けない」と感じた人もいるかもしれません。

確かに、すべてを時間割どおりに進めるのは難しいでしょう。

とはいえ、すべてを変える必要はありません。

まずは、**たった1つ、行動の順番を入れ替えてみてください。**

例えば、重要な作業を先に済ませてからメールをチェックする。

会議の前にアイデアをまとめる時間を確保する。

こうした小さな変化が、作業のスムーズさを大きく変えます。

企業研修で記入してもらった例をもとに、**脳のリズムに合わない「残念な時間割」と、効率の良い「理想の時間割」**を作成しました。

本書にもその時間割を掲載したので、まずは自分の**1日の行動を振り返り、1時間ごとの「現在の時間割」**を書き出してみましょう。

次に本書の解説と、「残念な時間割」や「理想の時間割」を参考にしながら、**1つだけ順番を変えた「新しい時間割」を作成**してみてください。

作業量は同じなのに、驚くほどスムーズに進むのを実感できるはずです。

手応えを感じたら、さらに1つずつ順番を入れ替えてみて、自分に合った「脳の時間割」をつくり上げていきましょう。

「脳の時間割」を作成する

起床後の時間	現在の時間割	新しい時間割	残念な時間割	理想の時間割
1時間後（8時）	スマホでネット検索		配信ドラマを見て通勤	思いついたことをメモ
2時間後（9時）	メールチェック		メールチェック、提案	やりたい作業、決断
3時間後（10時）	スケジュール調整		書類、データ整理	スケジュール調整
4時間後（11時）	資料作成		メール、チャットの返信	会議、プレゼン
5時間後（12時）	打ち合わせ		ネットで情報閲覧	営業、電話、交渉
6時間後（13時）	会議		SNSをチェック	仮眠、打ち合わせ
7時間後（14時）	ネットで情報閲覧		資料作成、議論	手作業、提案、売り込み
8時間後（15時）	電話、交渉		会議	単純作業、データ入力
9時間後（16時）	データ整理		資料作成	教育指導、問題点の抽出
10時間後（17時）	企画立案		提案、相談	未解決問題の再検討

（朝７時起床の場合）　※上記は記入例

まずは自分の１日の行動を「現在の時間割」に書き出す。次に「残念な時間割」と「理想の時間割」を参考にしながら、１つだけ順番を変えた「新しい時間割」を作成する。自分に合った脳の時間割をつくろう。

［第2章　まとめ］

①朝イチは「やるべきこと」から始める

②「朝イチのメール」より「やるべきこと」を優先

③何より先に「やるべきこと」に少しだけ手をつける

④「脳の時間割」に合わせて効率的に作業する

⑤自分に合った「脳の時間割」をつくる

すぐできる！ タイパ改善テクニック②

❖夕食と入浴の順番を入れ替える

夜、入浴するのが面倒で、つい後回しにしてしまう。

ソファに座って一息つくと、入浴の準備が面倒になり、そのままなんとなく過ごしてしまう。

結果的にお風呂に入る時間が遅れ、寝る時間も削られる。

そんな悩みをよく聞きます。これは、大脳基底核の働きによるものです。

脳は、決まった行動の順番を「お決まりの流れ」として自動化します。

「夕食の後に入浴する」と決めていると、その順番が固定され、「お風呂は後でいい」と後回しにしがちになります。

入浴が遅れると、その後の作業もすべて後ろ倒しになり、就寝時間も遅くなってしまいます。

そこで、**夕食と入浴の順番を入れ替えてみましょう。**

面倒な入浴を先に済ませれば、その後の行動がスムーズになり、ムダな時間が減ります。リラックスした状態で夕食をとることで、自然と就寝へ移行しやすくなるのです。

行動の順番を変えるだけで、時間の流れが変わるのを実感できるはず。

これが実感できれば、他の習慣も見直しやすくなり、タイパ向上につながります。

❖「朝食前の歯みがき」を試してみる

「歯みがきは食後にするもの」と思っている人は多いですが、予防歯科の観点では**「朝食前の歯みがき」**も推奨されています。

理由は、睡眠中に増えた雑菌を朝イチで除去し、口内環境を整えるため。

これにより、朝食時に雑菌が体内に入りにくくなるというメリットがあります。

この習慣の変化には、もう1つの効果があります。

それは、**「行動の順番を変えることで、新たな気づきが生まれる」**ということ。

長年の習慣を少し変えるだけで、思いがけない発見があり、「他の行動も見直してみよう」という意欲が高まります。

小さな変化が、大きな行動改善につながるのです。

❖体を動かさず頭の中だけで行動する

実際に体を動かさずに、**頭の中で行動をシミュレーションすることを「メンタルプラクティス」**と呼びます。

スポーツ選手が試合前に動きをイメージトレーニングするのも、その一例です。

この方法は、**実際に動かなくても脳の関連領域が活性化し、実際の行動がスムーズになります。**

例えば、朝起きてからの一連の流れを「起きる↓やるべきことをすぐやる↓顔を洗う↓朝食をとる↓家を出る」と頭の中でイメージします。すると脳が事前に予習をする形になり、動き始めるときの負担をぐっと減らすことができます。

コラム

社会的時差ぼけ「ソーシャルジェットラグ」とは?

週末に寝だめすると、月曜日の朝がつらくなる……。

これは**「ソーシャルジェットラグ（社会的時差ぼけ）」と呼ばれ、休日と平日で起床時間がズレることで、脳のリズムが狂う現象**です。

「たかが寝坊」と思うかもしれませんが、体内時計が乱れると集中力の低下、学業成績や仕事のパフォーマンスの低下、健康リスクの増加につながるので注意が必要です。

ソーシャルジェットラグの計算方法は、平日と休日の「睡眠の中央値」を比べて、そのズレを数値で確認します。

❶平日の睡眠の中央値を計算（例）0時就寝→7時起床の場合、中央値は3時30分（就寝から3・5時間後）

❷休日の睡眠の中央値を計算（例）2時就寝→10時起床の場合、中央値は6時（就寝から4時間後）

❸休日の中央値－平日の中央値（例）6時－3時30分＝2・5時間

ズレは2時間以内が理想。これを超えると、脳のリズムが大きく崩れやすくなります。

●ソーシャルジェットラグを防ぐ4つの対策

❶休日の朝に遅く起きたら、1分間、窓の外を見る

目の網膜が光を感知すると、16時間後に自然と眠くなるリズムがつくられます。遅く起きても、すぐに光を浴びれば体内時計をリセットしやすくなります

❷どうしても眠いなら、座って二度寝する

ベッドで二度寝すると深い睡眠に入りやすく、かえって起きづらくなります。ベッドの上に座った状態での短時間の仮眠が効果的。30分ほどで目覚められます

❸ひざ下に冷温水を交互に3回かける

入浴後に、ひざ下に交互にお湯と水をかけると、血流が促進され、朝の目覚めがスムーズに。脳に血流が集まりやすくなり、寝起きのだるさを軽減できます

❹実際に起きた時間にアラームをセットする

「どうせ起きられない時間」にアラームをかけても逆効果。先週末9時に起きたなら、今週も9時にアラームをセットしましょう

第3章

手を動かすだけ！
やる気に頼らず
脳を動かす
「やるふり行動術」

脳が刺激を求めて「やるべきこと」を後回し！

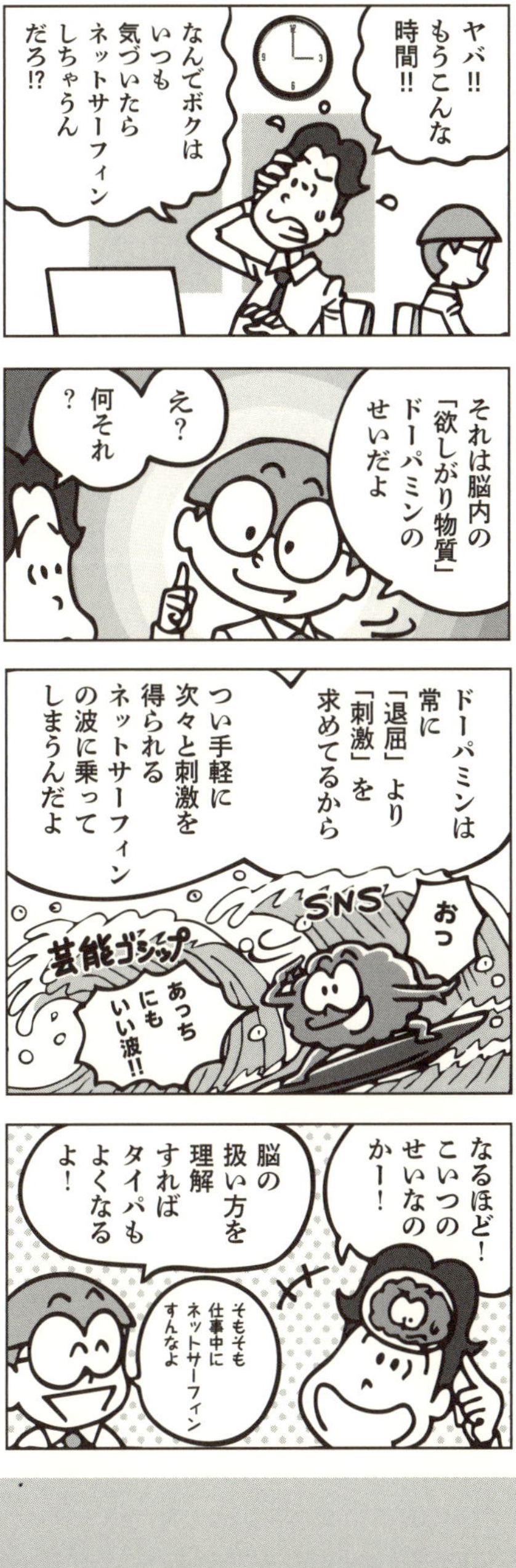
ヤバ!! もうこんな時間!!
なんでボクはいつも気づいたらネットサーフィンしちゃうんだろ!?
それは脳内の「欲しがり物質」ドーパミンのせいだよ
え？ 何それ？
ドーパミンは常に「退屈」より「刺激」を求めてるから
つい手軽に次々と刺激を得られるネットサーフィンの波に乗ってしまうんだよ
SNS
おっ
芸能ゴシップ
あっちにもいい波!!
なるほど！こいつのせいなのかー！
脳の扱い方を理解すればタイパもよくなるよ！
そもそも仕事中にネットサーフィンすんなよ

脳は退屈に弱く、手軽な刺激にすぐ反応してしまう。結果、優先すべきことが後回しになる。

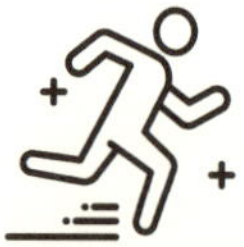

「脳が退屈」すると やる気が出なくなる

❖「やる気のなさ」はどこから来るのか？

前章では、「脳の時間割」を活用してタイパ（タイムパフォーマンス）を向上させる方法について解説しました。

脳の時間割に沿って、最適な時間帯に作業をすれば、確かに効率よく進みます。

しかし、最適な時間帯がわかっていても、「やる気」が出なければ行動できません。

やればすぐに終わるとわかっているのに、なぜか手がつかない。

やらなければいけないと頭では理解しているのに、気持ちが動かない。

こうした「やる気のなさ」は、一体どこから来るのでしょうか？

本章では、「やる気」の仕組みを解説し、それを理解することで「すぐやる力」を高める方法を探っていきます。

❖パソコン作業は「30秒」で飽きてしまう

例えば、パソコンで入力作業をしているとしましょう。

いったん作業を始めると、大脳基底核《だいのうきていかく》の働きによって、動作がどんどん最適化されます。パソコン作業は、タイピング、クリック、スクロールの繰り返し。どんな内容を扱っていても動きが変わりません。

すると、大脳基底核は「もう慣れた！」と判断し、処理を自動化してしまいます。

では、これを手作業と比べてみましょう。

例えば、何かを手でつくるとき、私たちは視覚・聴覚・触覚などを使いながら試行錯誤します。「こうすればもっとうまくいく」と微調整し、脳はその過程で学習していきます。

この学習は、動作（運動）→感覚（見たり触ったりする）→動作の微調整というフィードバックの繰り返しによって成り立っています。手作業ではこのフィードバックによって精度が上がり、「やればやるほど上達する」という感覚が生まれます。

パソコン作業ではこのフィードバックがほとんど発生しません。

タイピングやクリックなどの動作自体は、どんな内容を扱っていても変わらないため、脳は「もう学ぶことはない」と判断。

その結果、「もっと上達しよう」という感覚が得られず、すぐに飽きてしまうのです。

手作業なら「まだ上達の余地がある」と感じられるのに、**パソコン作業では短時間で完成形に到達してしまうため、脳は「もうやることないな……」と感じています。**

そう、脳が「退屈」するのです。

パソコン作業をしていると、「なんだか物足りないな……」と感じ、つい別の画面を開いてしまう。これこそが「退屈」のサインです。

では、どれくらいの頻度で「退屈」を感じているのでしょう?

スタンフォード大学の研究によると、学生がパソコンで1つの画面にとどまって作業する時間は平均65秒、半数は19秒以内だったそうです。

つまり、多くの人が1分も経たずに画面を切り替えています。

なぜ、こんなにも早く退屈するのでしょう？

研究では、学生たちの脳の覚醒度（どれだけ活発に働いているか）も測定しました。

その結果、画面を切り替える30秒前からすでに脳の活動が高まっていたことが判明。

これは、脳が「そろそろ別のことをしたい」と準備を始めている状態です。

つまり、**集中しているつもりでも、30秒もすれば脳は別の行動を求めてしまうのです。**

❖なぜ、私たちは「ムダな時間」を過ごすのか？

神経伝達物質の「ドーパミン」は脳を活性化し、快感や多幸感をもたらします。

「何か面白いことがあるかも！」という期待を生み、行動を促す役割があります。

また、ドーパミンは私たちが退屈を感じたときにも分泌されます。

では、なぜ退屈するとドーパミンが分泌されるのでしょうか？

その理由は、生存本能に関係しています。

動物がエサを探すように、人間も「じっとしているより、新しい情報を探すほうが生存に有利」と脳が判断するのです。そこで退屈を感じると、「何か新しいものを！」とドーパミンが分泌され、刺激を求めるようになります。

しかし、ここで問題があります。

新しいものを求めてパソコンの画面を切り替えても、満足できないのです。

動画やSNSを開いても、すぐに別のページへ。気づけば時間が過ぎている。

ドーパミンは「次の刺激への期待」を生み出し続けます。

一度動き始めると止まりません。

結果、**脳は刺激を求め続け、本来やるべきことを後回しにしてしまうのです。**

本来、退屈を感じたら「本当にやるべきこと」に時間を使うべきですよね？

でも、なぜかムダな時間つぶしをしてしまう。例えば、どうでもいい動画やSNSをダラダラ見ても、特別に楽しいわけではないのに、なぜかやめられない。

ドーパミンが増えることで「もう一回見よう」となり、画面を切り替え続けてしまうからです。結果、時間だけがどんどん過ぎていく……。

私たちは最も避けたい「ムダな時間」を、自分から選んでしまうのです。

タイパを高めるには、「なぜ、退屈なときほど時間をムダにしてしまうのか？」という理由を理解しなければなりません。

その理由は、生物の本能にあります。

人間は、退屈するくらいなら、たとえムダでも刺激がある方を選ぶのです。

❖脳が退屈だから「やめたくてもやめられない！」

退屈を感じると、脳は「何かしなければ！」と行動を促します。

この指令を出しているのが「島《とう》」と呼ばれる脳の領域です。

脳は退屈を解消しようと、ついスマホをいじったり、SNSを開いたりします。

このとき、島の脳波ではガンマ波（集中や認知機能の活性化に関係する脳波）が増加します。

さらに、行動の直前には島とつながる腹側線条体《ふくそくせんじょうたい》という部位でドーパミンが増加しています。これは、「何かが起こるかもしれない」という期待による快感です。

しかし、退屈しのぎの行動の直後に不快な経験（例えば、授業中に背伸びをして先生に怒られる）をすると、ガンマ波は減少します。

期待どおりに結果が得れらなかったので、ドーパミンも急減します。

ここで問題なのは、**一時的にでも退屈から解放されると、脳は「この行動をすると退屈がまぎれる」と学習してしまうこと。たとえそれが不快になることや時間の浪費であっても、退屈しのぎとして記憶され、繰り返してしまうのです。**

こうして「退屈を紛らわせたい→行動する→刺激を得る→不快な結果を招く→退屈を紛らわせる行動をする」というループが完成します。

一度この回路ができると、タイパが悪いとわかっていても、ついムダな行動を繰り返してしまうのです。

❖ 情報過多で脳が退屈する理由

退屈しやすい人は、時間を実際よりも長く感じる傾向があります。

楽しい時間はあっという間なのに、つまらない時間はやけに長く感じる。

そんな経験はありませんか？

退屈しやすい人は、刺激がないとすぐに「つまらない」と感じ、次の刺激を求めます。

その結果、刺激が少ないだけで、時間を長く感じてしまうのです。

この感覚のズレが、「待つのはタイパが悪い」と感じる原因になります。

ここでいう「待つ」とは、新しい刺激を得るまでの時間のこと。スマホを開いて目当ての情報がすぐに見つからないとイライラするのも、この影響です。

ではなぜ、退屈しやすくなってしまうのでしょう？

それにもドーパミンが関係しています。


私たちが退屈を感じるのは、生存本能が働き、食べ物を探す能力を高めるためです。

例えば、刺激（＝食べ物）がなくなって退屈を感じると、ドーパミンが分泌され、「何か新しいものを探そう」と脳を行動へと向かわせます。

食べ物がなくなれば、新しい場所へ探しに行かなければなりません。

そのとき、道中の景色や手がかりを記憶することが重要になります。

ドーパミンは、「この先に食べ物があるかもしれない」と期待させ、集中力や記憶力を高めます。

そして、実際に食べ物を見つけると、その経験が脳に学習され、行動の幅が広がります。学習によって行動の選択肢が増えると、退屈を感じにくくなります。

ただし、この仕組みが機能するのは、食べ物が限られている環境の場合です。


では、もし食べ物があふれていたら?

同じ食べ物を食べ続けて飽きてくると、ドーパミンが分泌され、「何か別の刺激があるかもしれない」という期待感が生まれます。

すると脳の「島」が刺激され、簡単に手に入る別のものに手が伸びてしまうのです。

この仕組みは、現代の情報環境にも当てはまります。

スマホを開けば、新しいニュースや動画が次々と流れてきます。SNSには絶え間なく投稿がアップされ、脳にとって「食べ物が尽きない世界」と同じ状態です。

ここに問題があります。本来、新しい発見には試行錯誤による学習が伴います。

ところが、スマホをスクロールするだけで情報が手に入る現代では、期待から達成までにある「学習」のプロセスが省略されています。

その結果、脳は何も学習せず、ただ次の刺激を求め続ける。気づけば時間だけが浪費される。これが、私たちが退屈しやすく、待ち時間を長く感じる理由です。

情報があまりにも簡単に手に入ることで、深い学習が行われず、行動の幅が広がらなくなっているのです。

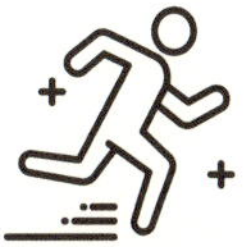

やる気不要！「やるふり」で脳を動かす

❖体の「固有感覚」で脳のスイッチをオン！

「タイパを上げるには、退屈に耐えて、我慢強く行動する精神力が必要なのか……」

この章を読んで、そう思ったあなた、ちょっとお待ちください。

本書でお伝えするのは、脳の扱い方です。

必要なのは精神論ではなく、脳の仕組みを利用して「すぐやる力」をつけること。退屈によるドーパミンの無限ループに振り回されるのではなく、脳をスムーズに動かす方法を身につけることが、よりタイパの良い行動につながります。

最近、東京でも開催されている「漢江《ハンガン》モンテリギ（ボーッとする）大会」をご存じですか？

これは韓国発のイベントで、ルールはいたってシンプル。90分間、ただ「ボーッとする」だけ。スマホの使用、会話、居眠りは禁止。最もリラックスできた人が優勝するというユニークなものです。

では、優勝者はどうやって「退屈」に打ち克ったのでしょうか？

インタビューによると、優勝者は「好きな野球チームの試合を観戦している自分」をイメージしていたそうです。これは、退屈に負けないヒントになります。

脳は、実際に体を動かさなくても、イメージするだけで感覚を得られます。

例えば、ジェットコースターに乗っているところを想像すると、急降下で内臓が浮き上がるような感覚を得ます。

これは、脳がイメージだけで体の反応を引き起こす証拠です。

同じように、動きをイメージするだけで、脳は体を動かしているかのように働きます。

このとき、脳は筋肉や関節の位置を把握する「固有感覚」を活用しています。

固有感覚とは、「自分の体の状態や動きを感じる力」です。

例えば、目を閉じても自分の手の位置がわかるのは、この固有感覚のおかげ。

実際に動かさなくても、脳が固有感覚をもとに「今、自分の体はこう動いている」と感じられるのです。

退屈を感じると、脳の司令塔である前頭葉《ぜんとうよう》はドーパミンの影響を強く受けます。

ドーパミンは「もっと刺激が欲しい！」という信号を送り、集中力を奪い、ついスマホを触ったり、新しい刺激を求めたりする原因になります。

しかし、ここで固有感覚を活用すると、脳の反応が変わります。

例えば、**動きをイメージすると、脳は実際に体を動かしているかのように錯覚します。**

この情報が前頭葉へ伝わると、「こんな感じで動くのか」と動きの感覚が吟味されます。

すると、ドーパミンの影響が抑えられ、退屈を感じにくくなります。

簡単にいうと、動きの感覚に興味が湧き、ドーパミンの支配から逃れて新しい動きを試したくなるのです。

この仕組みを、日常生活に利用しましょう。

ポイントは**「やる気ではなく、感覚を使うこと」**です。

「やらなきゃ」と思っているのに動けないときは、まず手を伸ばし、ものを触ってみましょう。これだけで、脳はスイッチが入り、自然と動き出します。

❖やる気ゼロでも「やるふり」で動ける！

ここからは「やる気に頼らずに行動を始める具体的な方法」を解説していきます。

「やらなきゃ」と思いながらも、やる気が出なくて行動できない。

そんなときは、まず脳に感覚を届けましょう。

どうすればいいのか？

簡単です。手を伸ばして作業で使うものを触るだけ。

道具や材料などに触るだけで、脳はスムーズに動き出します。

例えば、**「勉強しなきゃ」と思ったら、とりあえず問題集に触る。**

これほど手軽で確実な方法はありません。

ただ触るだけでも、固有感覚と触覚が脳に伝わります。

さらに、そのものを作業する手つきで触ると、より効果的です。

一方で、問題集を手に取ったものの、「今はやる気が出ないな」と感じて、また机の端に置いてしまう。これでは、過去に問題集を解いた記憶につながりません。

大事なのは、「作業の動作を再現すること」。

問題集を両手で持ち、ページを開き、ペンを持つ。

この一連の動作をすることで、過去の作業の記憶にアクセスし、自然と「やるモード」に入れるのです。

行動を始めるには、実際にやらなくても大丈夫です。

やっている「ふり」をするだけでも、脳は勝手に動き出します。

その理由は、「多重感覚入力」にあります。

脳のリハビリでは、失われた運動機能を回復させるために、視覚や触覚など複数の感覚を組み合わせて刺激を与えます。

例えば、机に置かれた箸を持とうとしても、横向きに握りしめてしまう患者さんがいたとします。

この場合、「箸が机に置いてある」という視覚情報だけでは正しい動作にたどり着けません。

そこで、正しい持ち方で箸を差し出し、患者さんの指に触れると、指が自然と正しく箸を持つ形になります。

これは、視覚に加えて触覚の情報が加わることで、脳が「過去の動作」を呼び起こした結果です。

この仕組みは、日常の行動にも応用できます。

例えば、問題集を両手で持ち、ページを開く。

このとき、触覚だけでなく、ページをめくる筋肉の固有感覚、紙の音を聞く聴覚、視覚といったさまざまな感覚が脳に届きます。

ペンを持てば、手は無意識に「書く持ち方」をしているでしょう。

つまり、「やる気を出す」のではなく、感覚を増やすことが大事なのです。

実際に問題を解かなくても、**「やるふり」をするだけで脳は動き出します。**

例えば、次のような方法があります。

●ペンで紙にドット（・）を繰り返し書く ペンの感触や摩擦の感覚が脳に伝わる
●ノートを開いて、解くページを指でなぞる 指の動きが学習の記憶を刺激する
●椅子に座り、解く姿勢を整える 過去の勉強経験を呼び起こし、集中しやすくなる

最初から「よし、やるぞ！」と気合を入れる必要はありません。

大切なのは、作業の記憶にアクセスするための感覚を呼び覚ますことなのです。

第1章で解説したボトムアップ注意とは、外部からの刺激に反応し、無意識に注意が向く仕組みのことです。

例えば、スマホの通知音が鳴るとつい画面を確認してしまう、目の前を誰かが通ると

そちらに意識が引き寄せられる。

これらはすべてボトムアップ注意の働きによるものです。

この仕組みを逆手に取ると、やる気がなくても行動を始めやすくなります。

例えば、部屋のほこりが目につき、「掃除しなきゃな」と思いつつもやる気が出ない。

でも、とりあえずモップを持ってみる。

すると、次々とほこりが目につき、気づけば掃除が進んでいた。

これは、ボトムアップ注意が掃除という行動を引き出した結果です。

この仕組みを利用すれば、**仕事や家事、勉強も「やるふり」から本当にやる状態に切り替えられるようになるのです。**

❖「エアー作業」で「やる気ゼロ」から抜け出す

しかし、やる気がわかず、ものに触るのすら面倒なときもありますよね。

「やらなきゃ」と思っても、何もしたくない状態です。

そんなときは、**実際にものを触らずに、体を動かすだけでも脳を起動できます。**

いわば**「エアー作業」**です。先ほど解説した固有感覚を活用することで、行動のスイッチをオンにできるのです。例えば、次のようなジェスチャーをするだけでもＯＫ。

- **ペンを持つふりをして、空中に文字を書く**
- **左手で皿、右手でスポンジを持って洗うふりをする**
- **掃除機をかけるふりをして腕を動かす**

実際に作業をしなくても、これだけで脳は「やる準備」を始めます。

「そんなことで本当に変わるの?」と思った方、試しに次の実験をしてみましょう。

右手を伸ばし、人差し指を1本立ててください。

そのまま腕を左右に動かしてください。

どうでしょうか? 目が無意識に指を追っていたはずです。

これは、手の動きがボトムアップ注意を誘導している証拠です。

指を動かすことで、脳は「手が動いている＝何かをしようとしている」と錯覚します。

すると、脳が活性化し、「次の動作」を準備し始めるのです。

これにより、**「やる気がない」と思っていたのに、気づけば「ちょっとやってみるか」という気持ちが生まれる。**

まさに、脳をうまく誘導して行動を起こしやすくする仕掛けなのです。

❖やる気があるときこそ「不便な作業」をする

やる気がないときに、どんな対策を試してもうまくいかないことが多いですよね。

そこで、発想を変えてみましょう。

やる気が出ないときに対処するのは、病気になってから病院に行くのと同じ「医学モデル」の考え方です。

これは、一時的な解決にはなっても、根本的な問題の発生を防ぐことはできません。

一方、リハビリテーションの専門職が採用するのは「ストレングス（強み）モデル」です。

これは、健康なときに健康を促進する行動をとることで、そもそも病気を防ぐという考え方。つまり、やる気が出ない環境をつくらないことが大切なのです。

この考え方を応用すると、**やる気があるときにこそ「作業をあえて不便にする」**こと

脳の「すぐやるスイッチ」を増やす

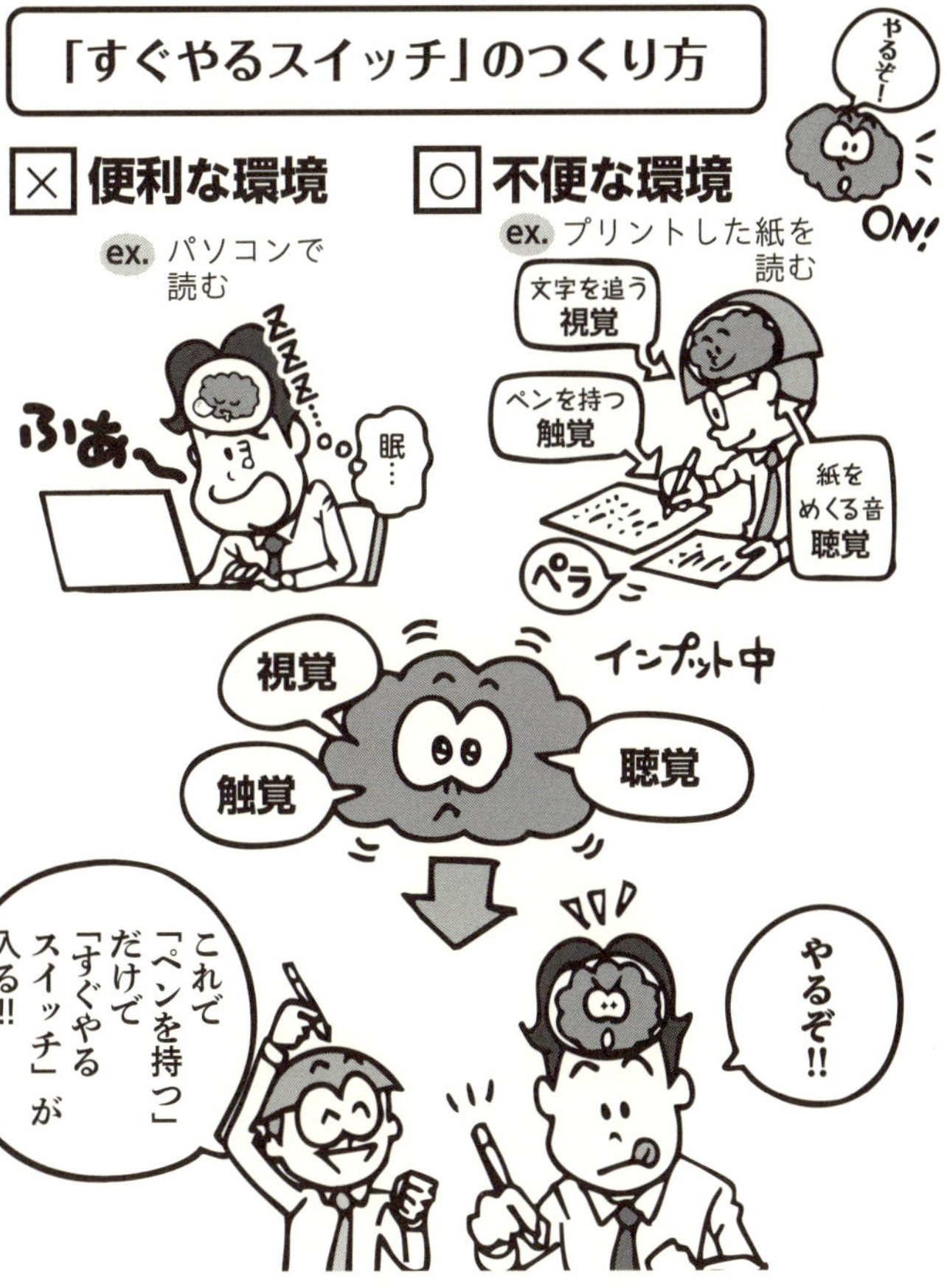
「すぐやるスイッチ」のつくり方
やるぞ！
ON!
× 便利な環境
ex. パソコンで読む
ZZZZ…
ふあ〜
眠…
○ 不便な環境
ex. プリントした紙を読む
文字を追う 視覚
ペンを持つ 触覚
紙をめくる音 聴覚
ペラ
視覚
触覚
聴覚
インプット中
これで「ペンを持つ」だけで「すぐやるスイッチ」が入る!!
やるぞ!!

あえて作業を不便な環境で行うと、視覚や聴覚、触覚などの感覚が刺激され、脳の「すぐやるスイッチ」を増やすことができる。

が、「すぐやるスイッチ」の材料になります。

普段の作業を少し不便にしてみましょう。例えば、こんな工夫ができます。

●タイマーを使わない　時間の感覚を鍛える

●検索しない　記憶を引き出す力を養う

●電気を使わない　紙の資料を読む、手書きでメモを取る

こうした**「不便さ」を意図的につくると、脳は自然と多くの感覚を使うようになります。この経験が積み重なると、作業のスイッチが増え、行動を始めやすくなります。**

例えば、手書きのメモを取る習慣があると、机にノートとペンがあるだけで「書こうかな」と思えるようになります。

このように、「やらなきゃ」ではなく、自然と「やる」という感覚に変わるのです。

脳は、一度記憶した感覚を頼りに行動を起こします。

例えば、よく通る道なら考えなくても歩けるように、繰り返した作業はスムーズに始められます。

ですから、日頃から「すぐ行動できる手がかり」を増やしておくことが重要です。不便な環境をつくることで、視覚・触覚・聴覚などが総動員され、「次に何をすべきか」が自然とわかる材料が増えます。

こうした材料が溜まれば、どんな作業でもスムーズに取り掛かれるようになり、やる気に頼らず行動を始められるのです。

❖台所のシンク磨きでやる気が回復

本章の最後に、ある患者さんの話を紹介します。

エンジニアの彼は、毎日30～40件のチャットに追われ、休憩中もＳＮＳでプライベートな用事の調整を求められていました。

「いつもみんなに攻め込まれているようで、何もやる気が起こらない」と相談に訪れました。

チャットをブロックする時間を決めたり、ＳＮＳを見る時間を制限したりといった対策を提案しましたが、「どうしても画面を見続けてしまう」と彼は言います。

話を聞いていくうちに、彼の生活環境が見えてきました。

カーテンは自動で開閉し、掃除はロボット、食器は食洗機、音楽は好みに合わせて自動再生――彼の暮らしは驚くほど便利でした。

しかし、手を使う機会が極端に減ったことで、彼の脳はひどく退屈を感じていました。

その結果、刺激を求めてドーパミンが分泌され、彼はスマホやパソコンから離れられなくなっていたのです。

そこで私はある方法を提案しました。

2週間後、彼は「今までにないリフレッシュができて、やる気が戻ってきた」と話しました。

その方法とは、「台所のシンク磨き」でした。

手を使って、目の前の作業に集中することで、彼の脳は感覚に基づいて作業する仕組みを取り戻したのです。

やる気がないときこそ、あえて手を動かすこと。

たったそれだけで、脳はスイッチが入り、自然と行動を始められるのです。

［第3章 まとめ］

① 脳は退屈すると手軽な刺激を求めてしまう
② 道具や材料に触ると「やるモード」に入れる
③ やる気に頼らず「やるふり」で脳を動かす
④ 「エアー作業」でやる気を引き出す
⑤ 不便な作業で「すぐやるスイッチ」を増やす

すぐできる！タイパ改善テクニック③

❖100円ショップ商品の使い方を考える

「これ、何に使えるかな？」

前頭葉が担う連想能力は、新しい情報がなくても、今ある知識をもとにして別のアイデアを生み出せます。これは「退屈」を防ぐ力にもなります。

例えば、100円ショップの商品。リメイクや別の用途を考えようとしても、ついスマホで検索し、誰かが考えたアイデアに頼ってしまいがちですよね。

そんなときに試してほしいのが、「スワイプしない」こと。

検索結果の最初の画面だけを見て、そこで得たヒントをもとに自分なりに考えてみる。

これだけでも、**発想のスイッチが入り、脳が活性化します。**

料理のレシピを検索するときも同じです。

画面をスワイプせずに最初に表示された情報だけを参考にすれば、自分なりのアレンジがしやすくなり、延々と検索し続けるよりも早く料理が完成します。

ちょっとした工夫で、情報に「使われる側」ではなく、「活用する側」にまわれるのです。

❖ハンドマッサージで感覚を目覚めさせる

感覚の感度を高めることが、集中力やメンタルの安定につながります。

スマホを長時間使用するZ世代を対象とした研究では、**セルフハンドマッサージを行うことで、怒りや不安が軽減**されることがわかっています。自分で手をマッサージするだけでも感覚が研ぎ澄まされ、前頭葉の過剰な働きを抑える効果があるのです。

ハンドクリームを使って肌の乾燥や荒れを防ぐのも、手の感度を良好に保つコツ。触覚が鈍ると、脳が受け取る情報も減ってしまうため、日頃からケアを心がけましょう。

また、固有感覚（体の状態や動きを感じ取る力）は、筋肉が増えるほど感度が高まります。これにより、脳の情報処理がスムーズになります。

手をほぐし、体を鍛えることで、感覚を磨き、脳を活性化させましょう。

コラム

「島」が生み出すやる気と「自己感」

脳には「島《とう》」と呼ばれる領域があります。

島は、心拍数や呼吸、筋肉のこり、胃腸の調子など、体のさまざまな感覚を統合し、「今の自分の状態」を判断する役割を持っています。

例えば、心拍数が上がると不安を感じるのは、島が「体の変化を感情として解釈する」ためです。

特に、不安を感じやすい人の脳は、心拍数の変動を敏感に察知し、それを不安と解釈しやすい傾向があります。

不安も自信も、どちらも心拍数がもとになっています。

違いを決めるのは、島の解釈です。不安を感じる人は速い心拍数を「危険だ」と判断し、自信を持つ人は緩やかな心拍数を「集中できている」と捉えます。

島は「今の体で行動できるか?」を判断し、それに応じて感情（やる気）を生み出します。

脳神経学者スティーブン・ポージェスは、これを「ポリヴェーガル理論」で説明しました。「島が生み出す体の状態こそが、私たちの『自己感（sense of self）』の本体であり、島は行動のインフラ（基盤）」だと述べています。

やる気が起きないときは、気持ちを変えようとするよりも、まず体の感覚を脳に届けることが重要です。例えば、次のような簡単な方法があります。

- **座ってひざに重いものを乗せる** 筋肉が圧迫された信号が脳に伝わると、動かす体をイメージしやすくなる
- **ひざを腰の高さまで上げて足踏みを10回する** 大きな筋肉を使って、脳に「動ける体」の信号を送る
- **手足を温める** 手足の血流を促し、細かい動作ができる状態にする

このように気持ちを変えるより、まず体を変えることが大切です。**自分の体を使って、脳に動くための情報を送ることが、スムーズに行動を始める第一歩となるのです。**

第4章

タイパが上がる！
動かない脳を
「すぐやる脳」に
変える方法

「道具を見るだけで面倒な作業もすぐできる！」

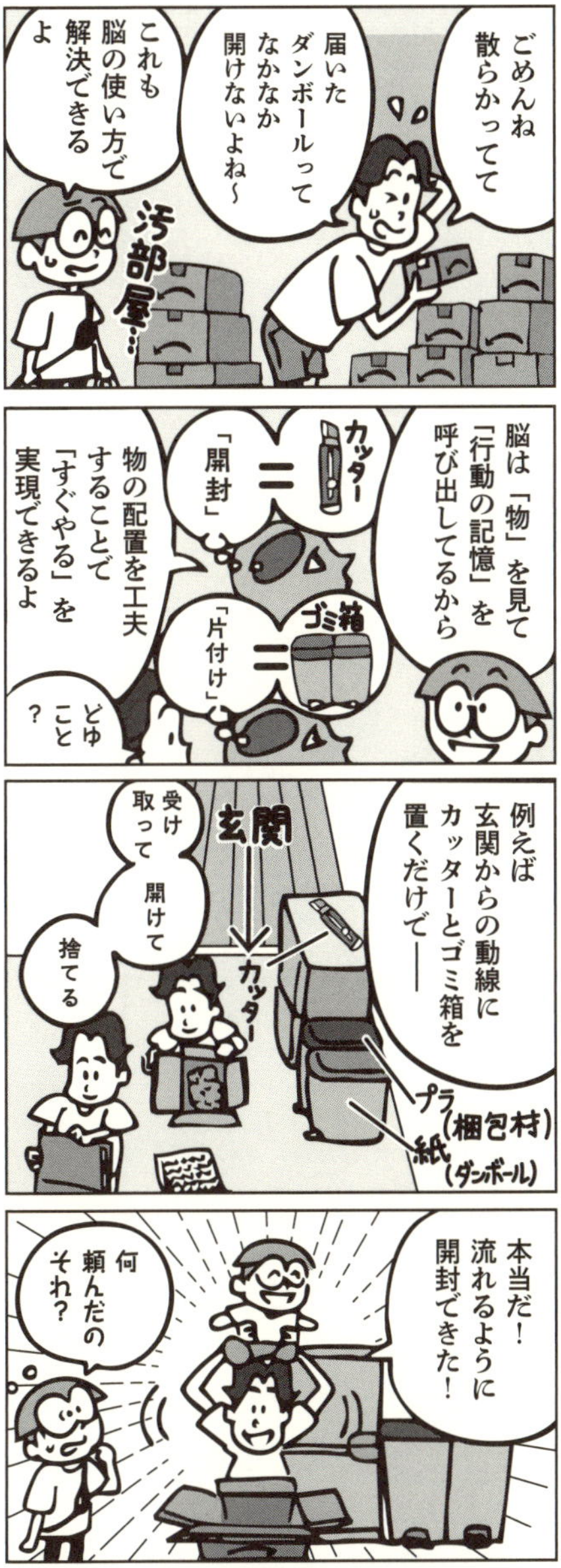
ごめんね散らかってて
届いたダンボールってなかなか開けないよね〜
これも脳の使い方で解決できるよ
汚部屋…
脳は「物」を見て「行動の記憶」を呼び出してるから
カッター
「開封」
ゴミ箱
「片付け」
物の配置を工夫することで「すぐやる」を実現できるよ
どゆこと？
例えば玄関からの動線にカッターとゴミ箱を置くだけで——
玄関
カッター
受け取って
開けて
捨てる
プラ（梱包材）
紙（ダンボール）
本当だ！流れるように開封できた！
何頼んだのそれ？

道具が目に入るように配置すると、脳が過去の記憶を思い出し、スムーズに作業に取り掛かれる。

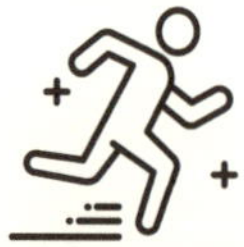

行動力を高める脳の動かし方

❖脳が体を動かすには「過去の記憶」が必要

今から10年前、私は都市部から森の中へ引っ越しました。

「いつか森で暮らしたい」と思っていたわけではなく、いくつかの事情が重なり、「どうせなら」と決めた選択でした。

引っ越して最初に私がしたのは、「検索」でした。

生えている草木の名前、山菜や木の実の見分け方、動物の足跡、土づくり、薪割り、ロープの結び方、天気の予測、害虫対策……。

気づけば、毎日パソコンでひたすら調べていました。

森の中に引っ越したのに、森を歩くことなく、パソコンの前に座り続ける私。

これを読んだあなたは、こう思うでしょう。

「調べてないでさっさと森に行けよ」と。

当時、私が抱えていたのは、2つの問題でした。

1つ目は、やったことがないことを始められない。

2つ目は、やったことがないことへの不安。

もし、あなたも同じ問題を感じたことがあるなら、本章が役に立つはずです。

本章のテーマは、**「動かない脳を動かす」ことで、タイパを上げること。**

前半では「動かない脳を動かす方法」、後半では「脳を動かなくさせる不安への対策」を紹介します。


私たちの脳が体を動かすには、「過去にやったことがある」という記憶が必要です。

例えば、日常的に料理をしている人は、初めて使う台所でも料理ができます。

これは、料理の動作が記憶に残っているからです。

でも、「過去にやったことがある」ことでも、すんなり動き出せないときがあります。

そのときは、脳が過去の記憶にうまくアクセスできていません。

どうすれば、過去の記憶にアクセスし、スムーズに体を動かせるでしょうか？

❖視覚情報が行動を促す脳の仕組み

例えば、以前利用したことのある図書館で勉強しようとしたとします。

あなたはきっと、無意識のうちに前回と同じ席に座り、同じ机の位置に筆記用具やテキストを並べて勉強を始めるでしょう。

実はこれ、脳が「過去にやったことがある」記憶を呼び出すための技術なのです。

なぜ人は同じ環境を再現しようとするのか？

「落ち着くから」「集中しやすいから」と感じるかもしれませんが、脳の観点からすると視覚情報を「外部の記憶装置」として活用しているからなのです。


かつて、脳はパソコンのように例えられていました。

しかし、最近の研究では脳はパソコンとは異なり、外部の世界を記憶装置として活用していることがわかってきました。

パソコンの記憶装置（ハードディスク）は、情報を保存し、必要に応じて取り出します。

一方、**人間の脳は、五感（視覚・聴覚・触覚・嗅覚・味覚）を通して記憶にアクセス**するという特徴を持っています。

例えば、やることがあって机に向かったのに、「あれ？ 何しに来たんだっけ」と忘れする。

そのとき、元いた場所に戻って、同じ風景を見ると、用事を思い出すことがあります。

これと同じように、脳は「見たもの」「聞いた音」「触れた感触」などをヒントに、記憶を引き出し、行動を起こします。

つまり、私たちの**脳は「世界そのものを記憶の引き出しとして使っている」**のです。

この仕組みを示す興味深い実験があります。

ジョウロの写真を被験者に見せ、「上下が逆さまかどうか」を判定する課題を行いました。逆さまでない場合にボタンを押してもらいます。

すると、ジョウロの取っ手が右側にあると被験者は右手で、取っ手が左側にあると左手でボタンを押す傾向がありました。

視覚情報としての取っ手の位置が、右手や左手でジョウロをつかんだ過去の記憶を呼び起こす。これが無意識で行われたのです。

この仕組みを技術として利用すれば、やりたいことをすぐに始められる環境をつくることができます。

❖道具の配置で「すぐやる脳」をつくる

視覚を使って記憶を引き出すには、次のような原則があります。

●自分の動作を観察する

右手でよく使うものは右側に、左手でよく使うものは左側に配置する。作業の流れに沿って道具を並べる。例えば手前から奥へ向かって作業する場合、手前から奥へ並べる

●道具をすぐに使える環境をつくる

例えばランニングをする場合、靴箱から普段履く靴を右手で取り出すのであれば、その靴の右隣にランニングシューズを配置する。

さらに、その右隣にランニング用のグッズを配置すれば、靴を履き替えた流れで、そのままランニングに出られる

●作業場所に不要なものを置かない

作業する机の上には、雑貨やお菓子などの不要なものを置かない。作業スペースの床にも、不要なものを置かない。余計な視覚情報を排除し、動きやすくする。

作業スペースに立つだけで、やるべき動作の記憶がよみがえる環境をつくる

「やろうと思っても動けない」のは、脳が「過去にやったことがある」記憶にアクセスできていないから。

そのため、**環境を整えるだけで、その記憶を呼び出しやすくなり、自然と行動に移せるようになります。**

原則に沿って道具を配置するだけで、勉強や運動を始めるハードルがぐっと下がりま

す。「自分の脳が思わず動き出してしまう仕掛けをつくる」と考えると、実行しやすくなるでしょう。

視覚情報を記憶のスイッチとして活用し、道具の配置や作業環境を整えることで、「やる気が出ない……」を防ぐことができるのです。

ある患者さんのお話です。

「勉強道具はまとめて置いてあるのに、それが目に入ると体が重くなって、まるで透明な壁があるように近づけなくなるんです」

この「透明な壁」は私たちの日常にもひそんでいます。

例えば、買ったままダンボールに入れっぱなしの調理器具、返却期限が近いのに読んでない図書館の本、冬になっても片付けられない夏服……。でも、これらもやる気の問題ではありません。

作業する場所と道具が、脳の記憶を呼び起こす配置になっていないのが原因です。

例えば、通販で届いたダンボールの置き場所を決め、そばにカッターやゴミ袋を置いておきましょう。

こうすると視界に入るだけで「すぐに開封できる」と脳が認識し、すぐに作業に取り掛かれるようになります。

同じように勉強道具の置き場所を決め、そこには他のものを置かないようにします。ノートやペン、テキストを自分の動作に合わせた場所に配置するだけで、脳は「ここでは勉強をする」と認識し、スムーズに行動を始めやすくなります。

❖「1スペース1作業」で脳がすぐ動き出す！

ものの置き場所を決めることで、視覚情報から脳を作業モードへ誘導できます。

例えば、第1章で紹介した「スマホを玄関に置く」という習慣も、視覚情報をトリガーにする方法です。

ここで大切なのは、**「1つのスペースに1つの作業」**をセットすること。

これを「1スペース1作業の法則」と呼びます。

「ワンルームだから専用スペースなんてつくれない」と思うかもしれませんが、大丈夫です。座る向きを変えるだけでも視覚情報は変えられます。

例えば、食事する席とは逆側の席に座って勉強すれば、脳は違う風景を記憶し、勉強モードに入りやすくなります。

この法則を活用すると、**作業場所を見るだけで脳にスイッチが入り、行動を促す準備が自動で始まります。**

脳には「準備モード（フィードフォワード）」があり、「これから作業をするぞ」という信号を体に送る機能が備わっています。

つまり、**作業場所を目にするだけで、脳と体が動き出す**というわけです

思考を変えようとするより、行動を変える方がラク。

行動を変えようとするより、環境を整える方がもっとラク。

まずは、専用スペースを決め、道具の配置を整えてみてください。

そうすれば、後は脳が勝手に「すぐやる力」を発揮します。

❖ 作業環境の整理が新しいアイデアを生む

作業スペースを専用化するメリットは、「すぐやる」ことだけではありません。

新しいアイデアが生まれやすくなり、行き詰まった問題の視点を切り替える助けにもなります。

脳内では常に、限られた認知リソース（思考に使えるエネルギー）の奪い合いが起こっています。

例えば、パソコンで資料を作成している最中に、目の端で郵便物が見えると、その文字を無意識に読み取ってしまい、思考の一部がそちらに奪われます。

こうしてリソースが分散すると、新しい発想を生む余力がなくなり、つい「いつものやり方」に頼ってしまうのです。

先入観や固定観念、マンネリ化したアイデアしか浮かばないのは、あなたの能力の問題ではありません。周囲の不要な刺激が、思考のリソースを奪っているだけです。

集中力を高め、新しい発想を生み出すためには、余計な情報を排除し、脳が使えるリソースを確保することが大切です。

そうとわかったら早速、**作業スペースで目に入る不要なものを、引き出しや棚にしまいましょう。**

❖メモはパソコンより手書きで理解度アップ

認知リソースをどう使うか？

この視点で考えると、メモの取り方も変わってきます。

オンライン講座を受けるとして、あなたはパソコンと手書きのどちらでメモを取りますか？

両者を比べた実験によると、パソコンを使った方が手書きより多くの文字をメモできました。

また講義直後の確認テストでは、両者の成績に差はありませんでした。

しかし、メモを見返して10分間復習した後の確認テストでは、手書きのグループの成績が向上していました。

パソコンでメモを取ると、文字を打つことが目的になりがちです。

試しにやってみると、講師の話をそのまま書き写してしまうはず。

これは、タイピングに認知リソースが奪われ、内容を理解したり考えたりする余裕がなくなるためです。

一方、手書きメモは、書ける量が限られるため、講師の話を要点に絞ってまとめる必要があります。

内容を自分の言葉に置き換えながら書くことで、講義を聞きながら理解を深めたり、関連知識と結び付けたりしやすくなります。

「メモを取ること」そのものが目的になるのと、「思考しながらメモを取る」のとでは、どちらのタイパが高いでしょうか？

つい「たくさんメモした方が生産的」と思いがちですが、それは先入観による勘違いです。

大切なのは、認知リソースの使い道です。

手書きでメモを取れば、記録、理解、思考、発想を同時に行うことができます。

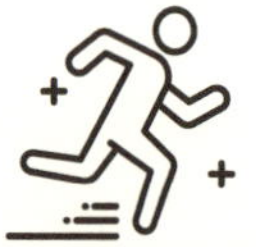

「不安」を解消すれば脳が動き出す

❖「正解探し」が脳のブレーキになる理由

ここからは、「脳を動かなくさせる不安」について解説します。

取り上げるのは、「正誤不安」と「置いてけぼり不安」の2つ。

まずは、「正誤不安」について見ていきましょう。

「正誤不安」とは、「正しい選択をしなければならない」と思い込み、行動できなくなる状態のこと。

現代は、インターネットで簡単に情報を得られます。

調べれば役立つ情報がすぐに見つかるのに、なぜか行動に移せない。

それは、「正しくできるか不安」だからではないでしょうか。

実は、**「正しいかどうか」を気にしすぎると、脳は行動を止めてしまいます。**

その背景には、ドーパミンの影響があります。

第3章では、「ドーパミンは刺激を求め、退屈を避ける性質を持つ」と解説しました。

ドーパミンには他にも重要な働きがあります。

それは、「成功しやすい行動を促す」ことです。

ドーパミンは、事前に得た情報（前情報）と、実際の行動の結果を比較し、成功につながる行動を強化する役割を持っています。

簡単にいえば、「過去にうまくいった方法を優先的に選ばせる」仕組みです。

例えば、新しいレストランを探すとき、多くの人はネットの口コミをチェックし、高評価の店を選ぶでしょう。

調べる前（これまでの情報）と調べた後（新たな情報）を比較し、満足できそうな選択肢（高評価のお店）を見つけると、ドーパミンが増加するからです。

この仕組みは、私たちがより良い選択をするために役立ちます。

しかし、これが強く働きすぎると、「正解を選ばなければ」という意識が強まり、選択肢を増やしすぎて迷い、行動が止まることもあるのです。

❖「これ何に似てる？」がすぐ動く第一歩

例えば、スーパーでプンタレッラという見慣れない野菜を買ったとします。

家に帰ると、まずネットでレシピを検索するでしょう。

「どう調理するのが正解か？」と考え、次々とレシピサイトを見て回ります。

しかし、調べれば調べるほど、「どのレシピが一番いいのか？」と迷いが生じ、料理に取り掛かれない。結果として、そのプンタレッラは袋に入れたまま放置され、使わずじまい……なんてことも。

では、もしネットが使えなかったらどうなるでしょう？

あなたは「葉物の野菜だからサラダにできそう」と考え、とりあえず生で食べてみるかもしれません。

もし苦みを感じたら、「ドレッシングを工夫すればいいかも」と調整するでしょう。

このように、「野菜」という大きな枠組み（上位概念）でとらえると、過去に食べたことのある野菜（過去の記憶）と結び付けて判断しやすくなります。

つまり、**過去の似ている記憶を活かす力があれば、わからなくても臆せずに行動できるのです。**

わからないことに遭遇したら検索する前に、まずは「これは何に似ているだろう？」と考えるクセをつけてみましょう。

そうすれば、ネット情報を探すためのムダな時間を、未知の経験をする有意義な時間へと変えられます。

この**「似ている記憶」にアクセスする力が、「すぐやる力」を鍛えるのです。**

❖「〇〇みたい」の一言が「メタ認知」を活性化

客観的に物事を見ると、「似ている記憶」にアクセスしやすくなります。

そのために有効なのが「メタ認知」を活用することです。

メタ認知とは、自分の考えや行動を客観的にとらえ、適切に調整する能力のこと。

前頭葉《ぜんとうよう》の一部が担うこの機能は、私たちの行動力を高める重要な役割を果たします。

メタ認知は、学業の成績や仕事のやりがい、生活の質を支える土台となる機能です。

ここでは、思考をメタ認知モードに切り替えられる「言葉」を紹介します。


テストの点数が高い人と低い人では、問題を解くときの脳の使い方に違いがあることが研究でわかっています。

その違いは、頭の中でつぶやく言葉に表れていました。

点数の低い人は、「だめだ」「どうしよう」「わからない」と、不安を表現する言葉をつぶやいていていました。

一方で、点数の高い人は、「これって○○みたいだな」と考えていました。

「○○みたい」この言葉こそ、メタ認知を活性化させるスイッチです。

「○○みたい」と考えるには、物事の細部を観察しなければなりません。

この言葉を使おうとするだけで、ボトムアップ注意（外部への注意）が作動し、細か

「〇〇みたい」で行動力アップ！

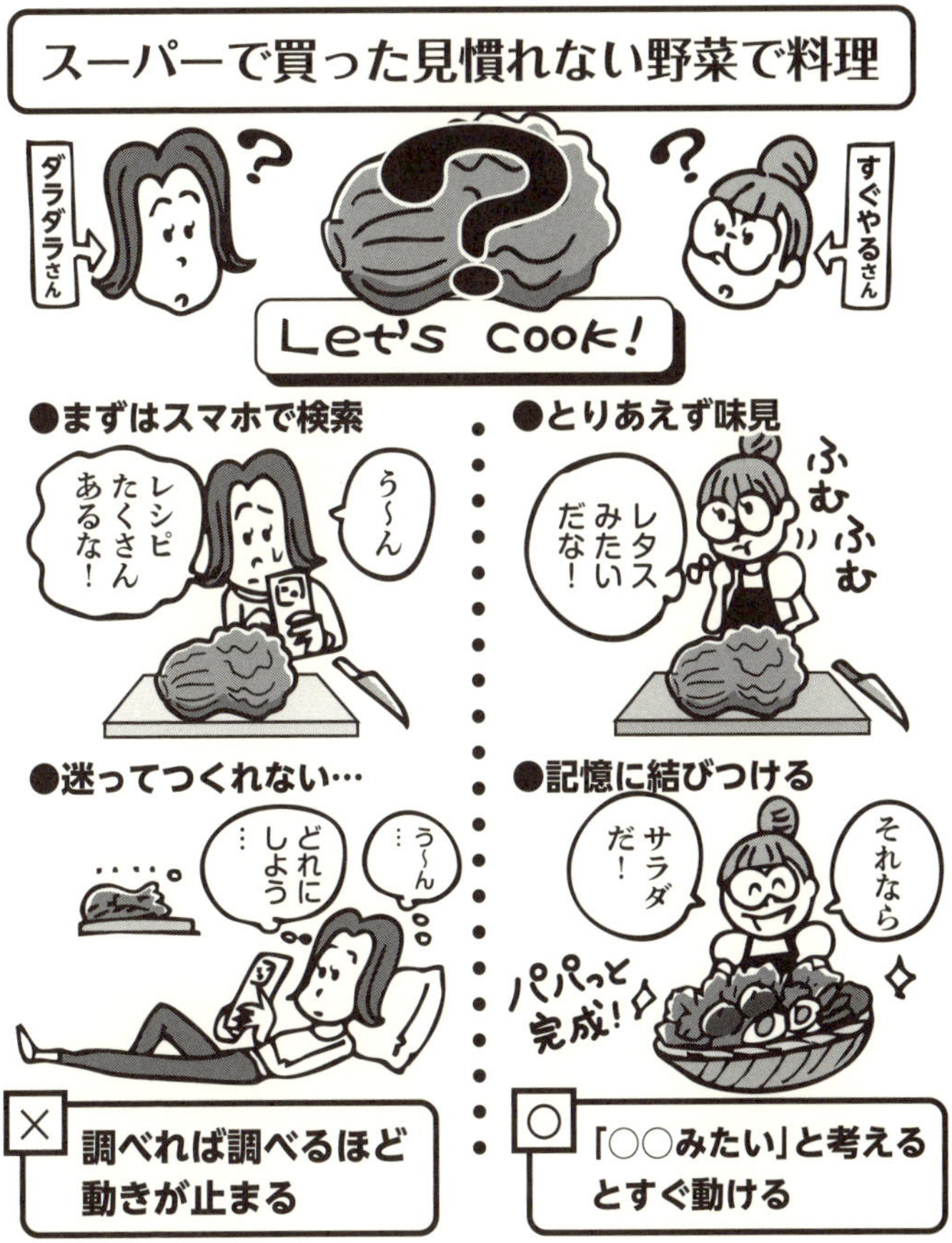
スーパーで買った見慣れない野菜で料理
ダラダラさん
すぐやるさん
Let's cook!
●まずはスマホで検索
うーん
レシピたくさんあるな！
●とりあえず味見
ふむふむ
レタスみたいだな！
●迷ってつくれない…
うーん…
どれにしよう…
●記憶に結びつける
それなら
サラダだ！
パパっと完成！
× 調べれば調べるほど動きが止まる
〇 「〇〇みたい」と考えるとすぐ動ける

わからないことに直面したら「何に似てる？」「〇〇みたい」と考えると、脳が記憶と結び付き、ネットに頼らずに行動できるようになる。

い情報に気づきやすくなるのです。

さらに、「○○みたい」と言葉にすると、脳内の側頭葉《そくとうよう》と前頭葉で2つのプロセスが動きます。

❶カテゴリー照合（側頭葉）

目の前の情報を、過去の記憶（知識）と結び付ける作業です。

例えば、リンゴを見たとき、「果物」「甘い」「青森県」などの情報が脳内で整理され、関連する記憶が呼び起こされます

❷新しい共通点を見つける（前頭葉）

単なる分類ではなく、創造的に物事を結び付ける作業です。

例えば、「リンゴの表面の斑点がバナナみたい」「横から見るとハート型みたい」といった、新しい特徴を発見できます

このように、**「○○みたい」と考えることで、脳は自然に情報を整理し、過去の記憶**

との新しい結び付きを生み出すことができるのです。

「言葉を使うことで脳の働きが変わる」

これは、リハビリの現場でも確認されている事実です。

前頭葉の一部が損傷すると、「強制把握反射」と呼ばれる症状が現れます。

手に触れたものを勝手に握り込んでしまい、自分の意志では開けなくなるのです。

リハビリでは、治療者が「もっと指を伸ばして」と患者さんに指示するだけでは、なかなか動きが改善しません。

そこで有効なのが、患者さん自身に「どんな動きか」を言葉で表現してもらう方法です。

例えば、コップを持つ動作をする場合、

「透明なコップを上から重ねるみたいに」

「指をガバッと開く感じ」

といった自分なりの表現を考えながら動かしてもらいます。

すると、ただ手の動きを繰り返すよりもスムーズに動けるようになるのです。

これは、言葉によって脳の中にある適切な動作の記憶を引き出せたからです。

つまり、他人からの情報を見聞きするより、自分の言葉でイメージをつくることが、脳をスムーズに動かすのです。

「○○みたい」と考えることで、脳は細部を観察し、過去の記憶と結び付けやすくなります。

そこから新たな共通点を見つけることで、記憶のつながりが緻密になります。

その緻密なつながりが、やったことがないことをやる力になるのです。

やったことがないことに直面したら、まずは「似ているものを探す」。

この習慣を身につければ、どんなことでも積極的に行動できるようになります。

❖ネット情報は「正解」ではなく「アイデア」

ネット検索をすれば、簡単に他人の経験やノウハウを知ることができます。

しかし、それを見ただけで同じようにはできません。

例えば、プロのシェフのレシピを検索して「なるほど」と思っても、実際にやると同じようにはつくれません。

なぜなら、シェフの経験（調理の手順や食材の扱い方など）を、自分は経験していないからです。

このように、ネット情報は「他人の経験」ではあっても、「自分の経験」にはなりません。

そのため、知識が増えても、いざ行動しようとすると手が止まるのです。

では、ネット情報を行動力に変えるにはどうすればいいのでしょうか？

答えは簡単。情報を見たら、こうつぶやいてみてください。

「へー、そういうアイデアがあるんだ」

ネット情報は、正解でも不正解でもなく、ただの「アイデア」です。

これを「絶対に正しい答え」だと思うと、そこから外れるのが怖くなり、行動が止まってしまいます。

一方で、**「これは○○みたいだな」と考え、アイデアとして自分の経験と結び付けると行動しやすくなります。**

例えば、シェフのレシピを見たとき、「これはイタリア料理だけど和食みたいな味つけだな」と思えば、和食の経験を活かして料理できるでしょう。

こうした視点の切り替えができれば、メタ認知力が高まり、正誤不安の原因だったネット情報も「すぐやる力」に活かせるようになります。

❖人の間違いに寛容になると心が軽くなる

正誤不安は、他人との関わりにも影響します。

「間違いを見つけると、つい指摘したくなる」

「正しくないと気持ち悪い」

正誤不安があると、このように感じて相手を追い詰めてしまうのです。

実は、他人の間違いに厳しい人ほど、自分の間違いにも敏感になり、強い正誤不安から動けなくなりがちです。

そこで、**他人の間違いに気がついたら、「まあ、こういうやり方もあるよね」などと受け流してみましょう。**

すると、自分が間違えたときも自然と寛容になれ、落ち着いて修正できるようになります。

もちろん「すべての間違いを無視しろ」という話ではありません。

ポイントは「本当に大事なことは何か？」を考えることです。

例えば、相手から受け取ったプレゼン資料に、細かな誤字を見つけたとします。

このとき、「誤字がある！」と批判する前に、「この資料の目的は何か？」と考えてみる。

「企画の賛同を得ること」が目的なら、誤字よりも内容を吟味することが優先されます。

このように「大きな視点（上位概念）」で考えられるようになると、ついイライラしたり、細かいことにとらわれたりするのを防げます。

他人の間違いに敏感になったら、自分の正誤不安が高まっているサインです。

間違いを受け流して、正誤不安を遠ざけましょう。

❖眼球の動きでネガティブ思考をストップ！

不安は、頭の中でぐるぐる回る「連想」によってどんどん膨らみます。

この連想は、疲れているときに起こりやすいもの。

特に1日の終わり、寝る前は要注意です。

なぜなら、疲れていると「余計な考えを抑制する力」が弱まり、あれこれ関連する記憶に飛び火してしまうからです。

そして、思考はネガティブな方向に引っ張られやすくなります。

実は、ポジティブ思考とネガティブ思考は、脳の中の同じ部位から分かれているのをご存じでしょうか？

脳の前頭葉眼窩部《ぜんとうようがんかぶ》には「分かれ道」があり、内側のルートは「褒められた（報酬）」と受け止め、外側のルートは「バカにされた（罰）」と受け止めます。

つまり、同じ出来事でも、どちらのルートが使われるかで「前向きに考えるか」「落ち込むか」が決まるのです。


では、どうすればネガティブ思考のルートに進まずに済むのでしょうか？

ネガティブ思考が続くとき、脳では「デフォルトモードネットワーク」という仕組みが働いています。

これは、ぼんやりしているときに起動し、脳内の情報を整理するネットワークです。

しかし、疲れていると整理がうまくいかず、一度過去の嫌な記憶を思い出すと、それに関連した嫌な記憶も次々と呼び起こしてしまうのです。

この「不安を増幅させるネットワーク」を強制的に止める方法があります。

それは、「目の動き」を利用することです。

脳には、3つの主要なネットワークがあります。

❶セイリアンスネットワーク（SN）「何か変化があった」と気づいたときに起動し、他のネットワークを切り替えるスイッチ役

❷デフォルトモードネットワーク（DMN） ぼんやりしているときに働き、脳内の情報を整理する。ネガティブ思考を生みやすい

❸セントラルエグゼクティブネットワーク（CEN） 何かに集中しているときに働き、情報を収集しながら行動を促す

❷（DMN）と❸（CEN）は、眼球の動きと深く関係しています。

例えば、パソコン画面を集中して見ているときは❸（CEN）が働き、視線をそらして遠くをぼんやり眺めると❷（DMN）が働くのです。

この2つは同時には働かず、どちらかが起動するともう片方が抑えられるという特徴があります。

つまり、目の動きを止めて❸（CEN）を起動すれば、❷（DMN）のネガティブ思考をストップできるのです。

では、実際にやってみましょう。

❶まっすぐ前を向く
❷目玉だけを右端か左端にギュッと寄せる
❸そのまま10秒キープ

いかがでしょう？

今、頭がスッキリしているはずです。もしかすると、さっきまで考えていたことを忘れてしまった人もいるかもしれませんね。

これは、デフォルトモードネットワークがストップし、脳の思考がリセットされたからです。

嫌な記憶を思い出したら、すかさず目を横に寄せて「思考のスイッチ」を切り替えましょう。

その後、何か別の作業をすれば、もう嫌な記憶は戻ってきません。

「不安を入り口でブロック！」

これが、ネガティブ思考を止めるシンプルで有効な方法なのです。

❖思い込みが生み出す「置いてけぼり不安」とは？

ここまで、脳を動かなくさせる不安の１つ「正誤不安」について解説しました。

次に私たちのタイパを下げるもう１つの不安、「置いてけぼり不安」について詳しく見ていきます。

スマホが手元にないと、66％の人が１時間以内に不安を感じるという調査結果があります。

これは「置いてけぼり不安」と呼ばれ、「自分だけが置いてけぼりなのでは？」という感覚が原因の1つになっています。

例えば、スマホのメールに気づいて作業を中断し、返信が終わった後も他のアプリの通知が気になってスマホを何度も確認してしまう。

SNSで投稿を見ると、「みんないろいろなことをして充実しているのに、自分だけが何もしていない」と焦る。

こうした不安が積み重なり、気づかぬうちに私たちのタイパを低下させています。

特にSNSでは、「やったこと」だけが投稿されるため、「みんなは完璧にこなしている」と錯覚しがちです。

しかし、実際には「仕事の成功を語る人も失敗することもあるし、筋トレを習慣にする人もサボる日がある」ものです。

この**「他人は完璧にやっているのに、自分だけが置いてけぼりなのでは？」という思い込みこそが、置いてけぼり不安の正体です。**

置いてけぼり不安を減らすには、**「効率的に動いている自分を見せる」ことをやめる**

のが良策です。

本書を手に取ったあなたは、「タイパを上げたい」と思っているはず。

でも、もし「タイパがいい自分を誰かに見せたい」と思っていたら、ちょっと立ち止まってみてください。

「あの人、忙しそうなのに、すごい量の仕事をこなしている」

「楽しいことをたくさんやっていて、充実してそう」

こう思われたくて、無理に「がんばっている自分」を演じていませんか？

「すごいと思われたい」という意識があると、常に他人と自分を比べることになり、置いてけぼり不安はますます強まってしまいます。

タイパの基準を決めるのは、他人ではなくあなた自身です。

その基準を自分に取り戻すために、試してほしいことがあります。

例えば、**メールに「今週は作業に取り掛かれません」と書いてみる。**

これは、無理に「タイパがいい自分」を演出せず、自分のペースを優先するための方法です。

来週が締め切りの仕事を、今週提出すれば「仕事が早い」と思われるかもしれません。

でも、それは本当に必要なことでしょうか？

「見せるためのタイパ」をやめることで、他人の評価に振り回されなくなり、置いてけぼり不安も自然と消えていきます。

❖作業スケジュール公開でタイパが向上

もう一つの方法は、**自分の作業スケジュールを公開する**ことです。

「午前10時まではメールを見られません」

「昼休みと終業後には連絡が取れます」

といった作業スケジュールを明確に伝えてしまう。

すると意外にも、相手はこちらの作業スケジュールにすんなり合わせてくれます。

対面でのやりとりは、その場で即座に対応する必要があり、自分の作業の流れが中断されてしまうことがあります。

一方、ネット上のやりとりであれば、自分の都合のいいタイミングで対応できるため、作業への集中を妨げずに済みます。

ここで注目したいのが、「連絡がないことで、自分だけ置いてけぼりなのでは」と感じる不安です。

しかし、スケジュールをあらかじめ伝えておけば、対応のタイミングが見えるため、相手も安心できます。

作業スケジュールを公開すると、この「自分のタイミングで対応できる」というメリットを最大限に活かしながら、相手にも安心感を与えることができます。

病院のナースコールで、こんな事例があります。

ある病棟では、患者さんがいつでもナースコールを押せる状態だったため、看護師はひっきりなしに呼び出され、対応が追いつかなくなっていました。

しかし、ナースコールの内容を確認すると、

「財布からクレジットカードが落ちたから取ってほしい」

「まぶしいからカーテンを閉めてほしい」

といった緊急ではない用件も多かったのです。

そこで、巡回時間を決めて患者さんにあらかじめ知らせたところ、ナースコールの回数は激減。本当に必要な用件だけが届くようになりました。

このときの患者さんたちの心境が、私たちの置いてけぼり不安と似ています。

いつ対応してもらえるかわかるだけで、「自分だけが置いてけぼりにされているのでは？」という不安が消えるのです。

作業スケジュールを公開すれば、お互いに余計な不安を抱えずに済み、自分の時間を取り戻すことができます。

「置いてけぼり不安」は、「自分だけが取り残されているのでは？」という焦りや不安から生まれ、ＳＮＳや情報の過剰チェックによって強まります。

しかし、他人と比較してもタイパは上がりません。

繰り返しますが、タイパの基準を決めるのは、あなた自身です。

メタ認知で正誤不安を遠ざける。

「見せるためのタイパ」をやめ、作業スケジュールを公開し、置いてけぼり不安を解消する。

こうして脳を動かなくさせる不安を取り除き、自分の時間の主導権を取り戻していきましょう。

［第4章 まとめ］

① 脳は「やったことがある」記憶を使って体を動かす

② 「1スペース1作業」で脳が自動で動き出す

③ 「〇〇みたい」の一言が「メタ認知」を高める

④ 「正誤不安」を解消して脳を動かす

⑤ 「置いてけぼり不安」は思い込みにすぎない

すぐできる！ タイパ改善テクニック④

❖メソッドは自分流にアレンジして活用

時間管理術の本を読んだ患者さんの話です。

「タスク管理アプリを使い始めたら、設定や整理に時間がかかって本来の作業が後回しになりました」

このように、他人のメソッドをそのまま実践してもうまくいかないことがあります。

他人が紹介するメソッドは「正解」ではなく「材料」。そう考えれば、「これを正しくやらなければ」と思い込まずに済み、正誤への不安も和らぎます。

私が担当する外来でも、提案した方法をすべて守る人ほど、一時的に改善しても再発しやすい傾向があります。一方、長く改善が続く人は、自分に合うように調整し、ときには私の想定を超える工夫をしていました。

つまり、大事なのは「自分に最適な形にアレンジすること」。

メソッドは、自分に合う形にしてこそ、本当に役に立つのです。

❖SNSや解説動画の裏側を想像する

例えば、SNSで「一人旅で奇跡の絶景に出会いました！」というような写真の投稿を見ると、「自分だけが何もしていない」と焦りを感じることがあります。

そんなときは、その写真や動画の裏側を想像してみましょう。

「誰が撮ったんだろう？」「何度も撮り直したのかも？」と考えるだけで、気持ちが落ち着きます。

こうした投稿は、映えるように工夫された「作品」なのです。

料理やDIYの解説動画も、一見スムーズに見えても、実際は何度もやり直しながら撮影されています。地道に努力するあなたと、何も変わりません。

こうして**「見せるための演出」に気づけば、「置いてけぼり不安」も自然と和らいでいくでしょう。**

コラム

「依存ルート」と「気づきルート」が習慣を決める

本章で扱ったように、私たちはつい「正解」を求めてしまいます。

これは、ドーパミンが良い刺激（報酬）で増え、嫌な刺激（嫌悪）で減る性質を持つためです。

例えば、ネットの口コミを見たとき、高評価の口コミでドーパミンが増え、低評価の口コミで減る、といった具合です。

このとき、ドーパミンは「報酬を求め続けるルート」を通じて伝達されます。

このルートは、価値判断を担う脳の領域（線条体《せんじょうたい》の腹側《ふくそく》や前頭前野《ぜんとうぜんや》の腹側）とつながり、依存行動の原因にもなります。

私たちがネットで正解を探し続けてしまうのは、このルートが働いているからです。

しかし、ドーパミンにはもう1つ、「報酬」だけでなく「嫌悪」の刺激にも同時に反応して増えるルートがあります。

これは現状を客観的に把握し、行動に反映させる回路で、線条体の背側《はいそく》や前頭前野の背外側《はいがいそく》につながっています。

この2つのルートは、前者を「依存ルート」、後者を「気づきルート」と呼ぶことができます。

「依存ルート」は、快感や報酬を求め続け、依存行動を生むのが特徴です。一方、「気づきルート」は、現状に合わせて集中力や注意力をコントロールし、習慣をつくる働きを持っています。

脳はエネルギーを節約するため、行動を習慣化する性質があります。そのため、良くない習慣も無意識のうちにつくられてしまいます。しかし、気づきルートをうまく設定することで、脳を「望ましい刺激」に自然反応するようにもできます。

気づきルートは、「ハッ」とする刺激をキャッチするのが得意です。あなたが何に「ハッ」とするかは、あなたの感性（センス）によって決まります。第5章では、この感性を磨き、気づきルートを活性化させる方法について詳しく解説します。

第5章

発想力アップ！
脳がひらめく
3大ネットワーク
活用法

「10秒歩くだけでアイデアが浮かぶ！」

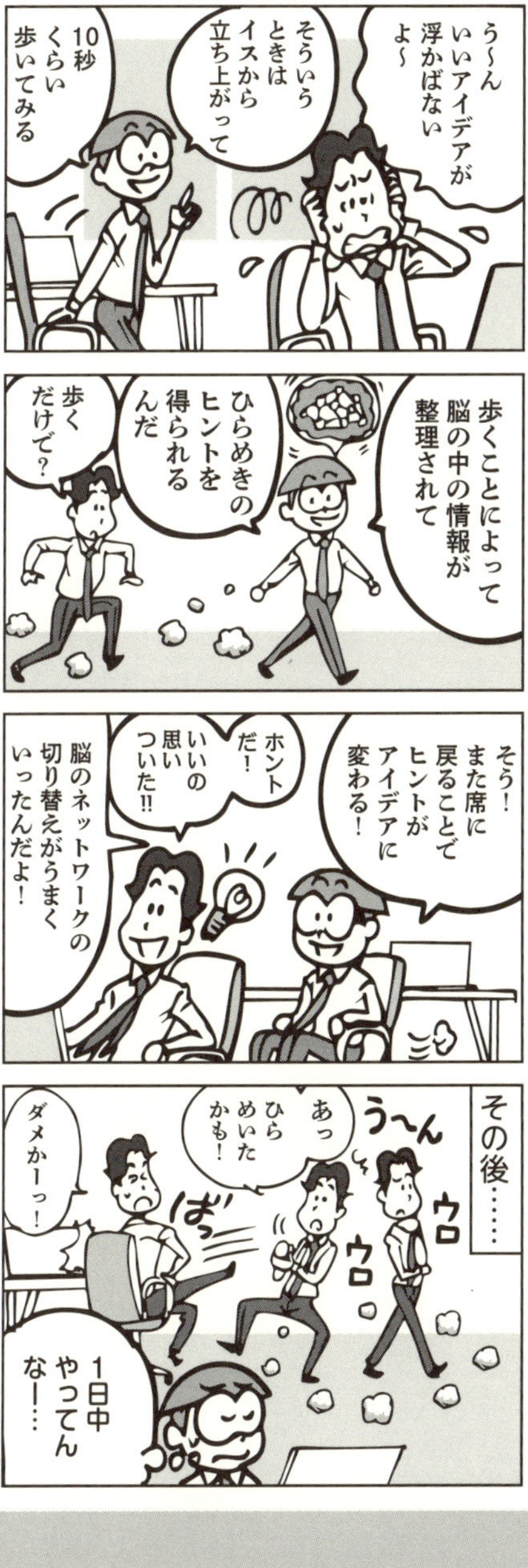
う〜ん いいアイデアが浮かばないよ〜
そういうときはイスから立ち上がって
10秒くらい歩いてみる
歩くことによって脳の中の情報が整理されて
ひらめきのヒントを得られるんだ
歩くだけで？
そう！また席に戻ることでヒントがアイデアに変わる！
ホントだ！
いいの思いついた!!
脳のネットワークの切り替えがうまくいったんだよ！
その後……
う〜ん
ウロ
ウロ
あっ ひらめいたかも！
ぱっ
ダメかーっ！
1日中やってんなー…

作業中に立ち上がって10秒ほど歩くと、脳の中の情報が整理されてアイデアが生まれやすくなる。

脳の3大ネットワークがひらめきを生む

❖脳のネットワークがひらめきを引き出す

オンライン会議中に、「この後のランチはどこに行こうかな」と考える。

仕事中なのに、関係のないことが頭に浮かぶことは、誰しも経験があるでしょう。

これは、第1章で紹介した「マインドワンダリング（思考のさまよい）」と呼ばれる現象です。

ある調査では、「今この瞬間、何をしていますか？」という質問に対し、実に46・9％の人が「何もせずに物思いにふけっていた」と回答しました。

これだけ多くの人がボーッとしているわけですから、そこには生物としての意味があるはずです。

実は**マインドワンダリングが多い人ほど、創造性が高い**ことが明らかになっています。

ぼんやりから創造性を生むのが、「デフォルトモードネットワーク（DMN）」です。

第4章で解説したように、DMNはネガティブ思考を生みやすい一方で、ひらめきの源泉にもなる脳のネットワークです。

本章では、効率よくひらめき、脳のタイパを上げる方法を提案します。

目の前の仕事にしがみついても、生産性が上がるとは限りません。

むしろ、**いったん仕事から離れて脳のネットワークを適切に切り替えることで、ムダな時間を減らし、より効率的に働くことができます。**

そのための具体的な手法として、「何もしない時間」の活用や、ひらめきを生み出しやすくする行動を紹介していきます。

❖脳の3大ネットワークの仕組み

まずは、脳のネットワークを切り替えるための仕組みを知りましょう。

第4章で紹介したように、脳には次の3つの主要なネットワークがあります。

❶セイリアンスネットワーク（SN） 重要な情報を選び取り、CENとDMNを切り替える「スイッチ役」

❷デフォルトモードネットワーク（DMN） ぼんやりしているときに働き、脳内の情報を整理し、創造的なアイデアを生み出す

❸セントラルエグゼクティブネットワーク（CEN） 集中時に働き、情報を収集しながら行動を促す

この3つのネットワークの切り替えを担うのが、セイリアンスネットワーク（SN）です。SNが適切に働くと、CENとDMNの切り替えがスムーズになり、脳は効率よく創造性を発揮できます。

私たちの脳は、目に入るすべての情報を処理しているわけではありません。無意識のうちに「自分にとって意味のある刺激」を選び出し、外部の刺激に反応するボトムアップ注意を誘導しています。

例えば、スマホで天気予報をチェックしたとします。天気予報を見るつもりが、つい広告をタップし、気づけば買いたいものを選んでいた。一方で、天気予報を確認したらスマホをすぐにしまった。

あなたは、どちらのタイプでしょうか？

ほとんどの人は、余計な情報に気を取られ、時間をムダにした経験があるでしょう。

この違いを生むのが、「意味付け」です。

「本当に重要な情報」は明日の天気だと明確に意味付けられていると、必要な情報が際立ち、余計な情報に振り回されません。

すべての情報に対して、自分なりの意味付けがあれば、常に有意義な情報だけに注意を向けられます。

そして、この「意味付け」に基づいて必要な情報を際立たせる方法があります。

それは、スイッチ役であるＳＮを強化することです。

ＳＮを強化して活用すれば、意識しなくても「本当に重要な情報」だけに自然と注意が向くようになります。

❖脳のレコメンド機能を設計する

私たちは、セイリアンスネットワーク（ＳＮ）によって、無意識に情報を選択しています。

ＳＮが「これは重要だ」と意味付けた情報にＣＥＮが集中し、ＤＭＮがそれを整理する。この流れがうまく機能すれば、脳は効率的に働きます。

ＳＮの働きは、ＹｏｕＴｕｂｅやＳＮＳのレコメンドシステムにも似ています。動画を１本見ると、おすすめの動画が次々と表示され、どれも気になって選びきれなくなることがあります。

これはレコメンド（おすすめ）アルゴリズム（手順）が、あなたの視聴履歴をもとに関心が高そうな動画を提示しているからです。

ＳＮも同じように、あなたが興味を持った情報を記録し、その情報が目につきやすく

脳のネットワークの仕組み

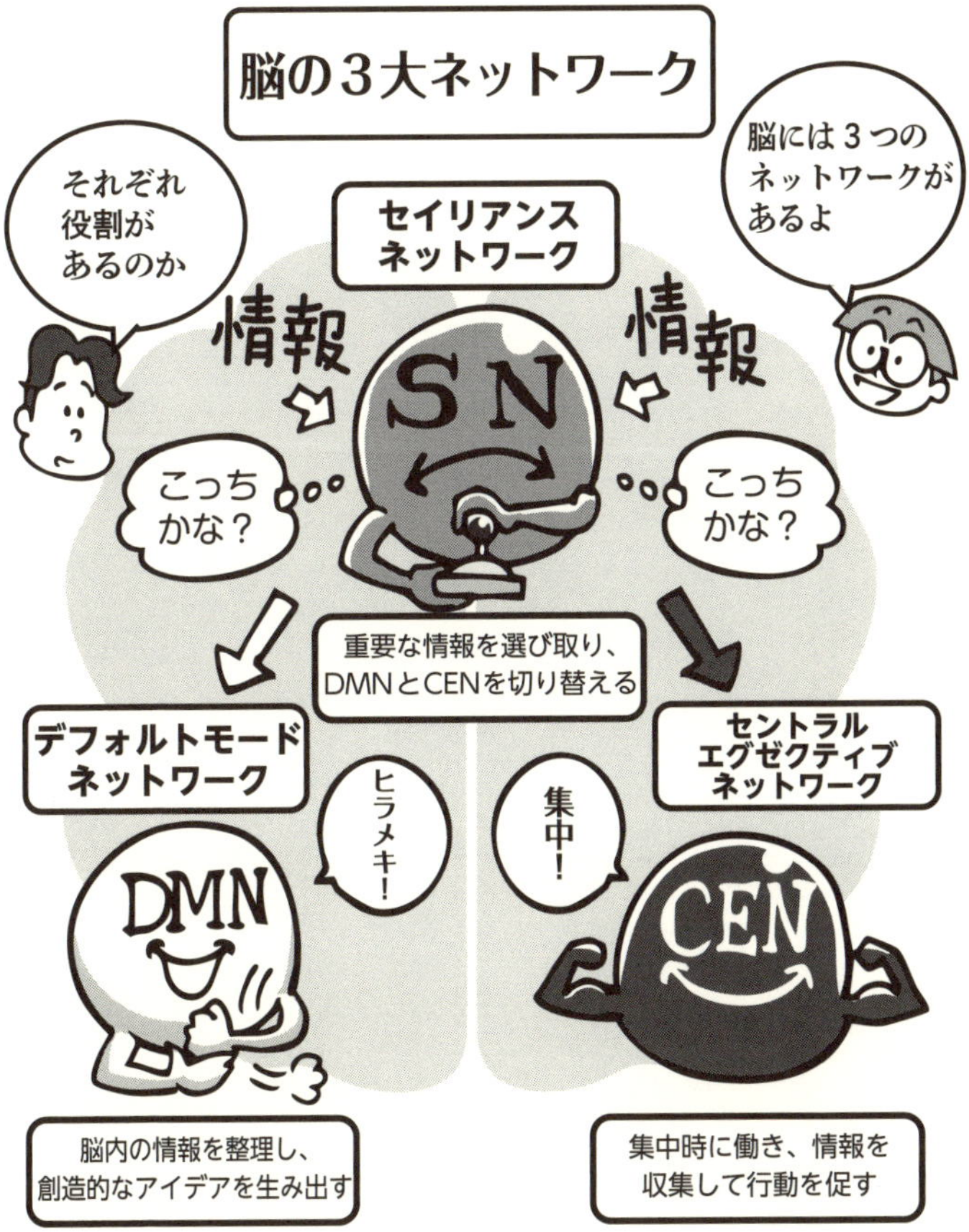
脳の3大ネットワーク
それぞれ役割があるのか
脳には3つのネットワークがあるよ
セイリアンスネットワーク
情報
情報
SN
こっちかな？
こっちかな？
重要な情報を選び取り、DMNとCENを切り替える
デフォルトモードネットワーク
ヒラメキ！
集中！
セントラルエグゼクティブネットワーク
DMN
CEN
脳内の情報を整理し、創造的なアイデアを生み出す
集中時に働き、情報を収集して行動を促す

脳には3つの主要ネットワークがあり、それぞれが役割を分担して連携している。このネットワークの切り替えがひらめきを生み出す。

なるように感覚を調整します。

例えば、おいしいコーヒーのいれ方にこだわり始めると、街を歩いているときにコーヒーの看板が目に留まりやすくなる。子供がピアノを習い始めると、デパートのBGMで流れたピアノの曲が耳に入りやすくなる。

あなたが何を見て、何を聞き、どんな肌触りや味、香りに反応するかは、SNの「意味付け」によって決まります。

そして、SNの「意味付け」は、あなた自身でつくることができます。

つまり、あなたは**自分の脳の「レコメンドアルゴリズム」を設計できるのです。**

どんな脳をつくるのかを決めるのは、あなた自身。

自分にとって価値のある情報に反応できる脳をつくりましょう。

そのための方法を、これから紹介していきます。

❖ 10秒歩くだけで脳が「ひらめきモード」に

最初にご紹介するのは、セイリアンスネットワーク（SN）の切り替え（スイッチ）

機能を使う方法です。

作業中に椅子から立ち上がり、10秒ほど歩いてみましょう。

視線が変わると、ＳＮの働きによってデフォルトモードネットワーク（ＤＭＮ）が起動し、意識が筋肉や呼吸、心拍に向かいます。

この間に、それまでの**作業で得た情報が脳の中で整理**されていきます。

ここで、ひらめきの前触れが起こります。

「もしかしたら、そうかも？」という解決のヒントが得られるのです。

席に戻ってパソコンに向かうと、セントラルエグゼクティブネットワーク（ＣＥＮ）に再び切り替わり、先ほどの「そうかも？」に情報が補完されて、具体的なアイデア「そうか！」が生まれるのです。

この「そうかも？」から「そうか！」に至る流れの中で、ＳＮがあなたにとって大切な情報の意味付けを行い、その情報を際立たせてくれます。

立ち上がって歩くだけでなく、**トイレに行く、窓の外を眺める、雑談する、皿洗いや洗濯ものをたたむといった単純作業でも、ひらめきを生み出すきっかけになります。**

ひらめきにも質があります。

ただの思いつきから、歴史的ひらめきまでさまざまです。

より良いひらめきには、より良い「意味付け」が必要です。

どんな仕事にも、プロならではの「目の付けどころ」があります。

例えば、私が企業研修を行った自動車販売会社では、「トラブルで持ち込まれた車を、その日のうちに解決して返す技術」を「一発完治」と呼んでいました。

これを可能にするのは、単に修理の技術ではなく、「どこに注目すれば問題の本質を素早く見抜けるか」を知っていること。

つまり、車のあらゆる症状をデータとして蓄積し、「どこに注目すべきか」を見極める力を養うことで実現できるのです。

「目の付けどころ」を磨けば、より鋭い「意味付け」ができるようになり、今まさに必要なひらめきを生み出せます。

具体的には、「観察力を鍛える」「異なる分野の視点を取り入れる」「先入観を取り払う」ことで、目の付けどころを養うことができます。

❖観察力で脳の「意味付け」を強化する

「目の付けどころ」について、興味深い実験があります。

一見、仕事と無関係なアート鑑賞が、観察力を鍛えるのに効果的であることがわかっています。

医学生にアート鑑賞を取り入れたトレーニングを行ったところ、皮膚科の診断能力が最大で56％向上したという研究結果が得られたのです。

これは、アートを鑑賞することで、細かな異変に気づく力や、多角的な視点で皮膚の状態を見る力が養われたためです。

近年、医療現場では、テクノロジーの進歩により、脳画像や心電図を専用ソフトが解析し、「認知症の危険率○％」といったレポートが作成されるようになりました。

これによって、特定の症状を見つける技術は向上しましたが、「患者さんの立場」といった意味のある視点で症状を見る機会は減っています。

本当に大切なのは、**情報を自分なりに「意味付け」して読み取ることです。**

観察力を鍛えれば、本質的な「意味付け」ができるようになり、そのセンスが重要なポイントを見逃さない脳をつくっていきます。

目を凝らし、耳を澄まし、自分だけの発見をする作業を、日常に取り入れてみてください。

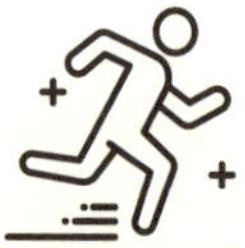

今すぐ使える！脳がひらめく発想術

質の良い「意味付け」から、効率よくひらめきを生み出す方法もあります。

ここでは、そのための４つの方法を紹介します。

効率的といっても、特別に難しいことではありません。

アイデアが浮かばずに先延ばしにしたり、何もせずに過ごしてしまう人も焦る必要はありません。そうした「何もしない時間」も、実は意味があるのです。

少し工夫を加えて、脳のネットワークを切り替えるだけで、ムダだと思っていた時間が、有益な時間へと変わります。

①「視点の切り替え」がひらめきを生む

「突然ひらめいた！」と思う瞬間がありますが、実はアイデアは一瞬で生まれるわけではありません。

頭の中で、視点を変えたり、立場を入れ替えて考えたりするうちに、脳内の情報の「意味付け」が変わると、ひらめきが生まれます。

この脳内の情報を加工する作業を、意図的にやってみましょう。

例えば、あなたが上司に仕事の提案をしたとします。

「こうすればもっと仕事がはかどる！」と自信をもって伝えたのに、上司は「ちょっと考えさせて」と煮え切らない態度。

「どうしてすぐOKをくれないの？」とモヤモヤするかもしれません。

でも、もし自分が上司の立場だったら？ 毎日、決断を迫られる立場だったら？

「今のやり方を変えることで問題が出ないか、慎重に見極めないと……」と考えるのも当然かもしれません。

頭の中で自分と上司の視点を入れ替えると、「上司が判断しやすいように、提案のメリットをまとめよう」と発想が変わります。

このように、**相手と視点を入れ替えることで、新たな解決策が見えてくるのです。**

また、第三者の視点で考えることも効果的です。

例えば、自分が同僚の立場でこの状況を見ていたら、「提案が急すぎるのでは?」「伝え方を変えた方がいい」などと思うかもしれません。

相手や第三者の目線で自分を外から見つめるイメージを持つと、自然に発想を変えられます。

このように頭の中で別の角度から物事を見ることを「メンタルローテーション」と呼びます。この技術は実践するほど、どんどん上達していきます。

視点の入れ替えは、仕事以外の場面でも役立ちます。

例えば、親子関係では「子ども目線で考える」と親の声掛けが変わり、友人関係では「自分が相手の立場なら?」と想像することで、誤解が解けることもあります。

こうした視点の転換や立場の入れ替えで、ひらめきのきっかけをつかみましょう。

②情報を「自分の言葉」にして理解する

本やネット、講演などで得た情報で「これは使えそう！」と思ったのに、いざ実践しようとすると、うまくいかない。

それは情報が悪いのではなく、自分に合う形で「意味付け」できていないことが原因かもしれません。

例えば、「タスクの締め切りを日、週、月の3段階に分けて管理する」という方法。試してみたけれど、その日のやるべきことが終わらず、週の欄に書き直したりして、かえって手間が増えて続かなかった、とします。

こんなとき、そのメソッドを自分の言葉で言い換えて「意味付け」を変えてみましょう。情報を自分の行動に取り入れるには、「自分が実行しているイメージ」が必要です。

ただし、やったことのない行動はイメージが湧きません。

イメージは、過去の体験に基づく「体の記憶」によってつくられます。

例えば、タスクを書き出す習慣がある人は、やるべきことを思いついたとき、無意識にメモを取ります。これは体がその行動を覚えているからです。

こうした無意識の行動には「体の記憶」が働きますが、一方で、意識して新しい行動を始めるときに役立つのが、言葉で表す「宣言記憶」です。

この宣言記憶を使えば、言葉を手がかりに、自分の経験の中にある「似た動き」を呼び出して、やったことのない行動のイメージをつくることができます。

ただし、他人の言葉では、自分の経験から「似た動き」を探すことができません。

だからこそ、**取り入れたい情報は自分の言葉で「意味付け」し直す必要があるのです。**

例えば、こんなふうに言い換えてみてはどうでしょうか。

「やることは一列に書き、時間がかかりそうなものは右の列へ。左の列から順にやる」

こうして自分の言葉で「意味付け」し直すと、実行できそうな感じがしませんか？

情報を得たら、「それってつまり、こういうことでしょ」と、自分の感覚や経験をもとに言い直してみましょう。

そうすれば、どんな情報も自分の行動に取り入れやすくなります。

情報は、「意味付け」されて初めて行動に役立ちます。

世の中にあふれる情報を、あなたの「意味付け」で有益なものへと変えていきましょう。

③「うまくいった日」に注目する

質の高い「意味付け」をするには、まず自分の行動をよく観察することが大切です。

特に注目したいのは、うまくいったときの行動。


自分がどんな条件なら調子よく動けるのか。


それをつかめば、望ましい行動が自然と連鎖していきます。

医療の現場では、うまくいった方法を標準にする「クリティカルパス」という考え方があります。効果のあった治療法を標準とし、それに当てはまらないケースに重点的に対応する。そして、対応がうまくいけば、その方法を新たな標準に加えていく。

このような改善の積み重ねによって、医療の質は高められているのです。

このクリティカルパスの考え方は、私たちの日常生活にも応用できます。

例えば、休日前はいつも夜更かしして、休日の朝は寝坊。すると夜はなかなか寝つけず、月曜の朝は頭が重い。

一方で、ある休日、旅行で朝5時に起きたら、寝不足でも元気に過ごせた。旅先ではぐっすり眠れ、月曜も快調だった。

このようにうまくいった体験があったなら、「休日でも平日と同じ時間に起きる」ことを新しい習慣にしてみる価値があります。

「休日の朝寝坊が最高」という思い込みがあっても、うまくいった日の行動に注目すれば、休日の起きる時間に対する考え方が自然と変わってきます。

私たちは、つい「うまくいかなかったこと」にばかり目を向きがちです。

せっかくうまくいった日があっても、それは忘れて、また別の「うまくいかないこと」にばかり気を取られてしまう。その結果、行動の振り返りや改善のチャンスを逃し、自分の行動がタイパを下げていることにも気づけなくなります。

毎日が思いどおりにいかなくても、ふとしたきっかけでうまくいく日がある。

うまくいった日を見逃さずに注目すれば、先入観がくつがえり、自分に合った新しい行動スタイルが見えてくるのです。

④「例え」で目の付けどころを育てる

課題の解決方法が見つからないとき、それは「目の付けどころ」がまだ育っていないのかもしれません。

そんなときは、自分がすでに持っている視点や体験に置き換えてみましょう。

難しいことでも、**自分の体験や知識と結び付けると、直感的に理解しやすくなります。**

ポイントは、体験を「例え」で保存することと、「例え」で理解することです。

例えば、大勢の前でスピーチをしたときに、「やばかった」「疲れた」といった主観的な感想で終わらせず、「小学校の全校集会で発表したときみたい」「政治家になって演説した気分だった」と、自分なりの言葉で言語化してみましょう。

こうした表現は「経験的言語」と呼ばれ、リハビリの現場でも重視されています。

経験的言語は、過去の行動の記憶を引き出す「アクセスキー」になります。

体験をこのように言語化して保存すると、次に活かすことができます。

例えば、複数の企業担当者の前でプレゼンをするとします。

過去に小学生が職場見学に来たときのことを思い出し、「知識のない相手でも興味を持てるように、身振り手振りを交えて伝えてみよう」と意識すれば、そのときの記憶をプレゼンに活かすことができます。

このように「例える力」を養えば、未知の課題にも対応できるようになるのです。

また、実体験に限らず、小説や映画、漫画なども活用可能です。

「面白かった」で終わらせず、「〇〇みたいだった」「〇〇を伝えようとしている作品かも」と、自分の知っているものに置き換えてインプットしてみましょう。

こうした「例えるクセ」を続けることで、自分だけの「目の付けどころ」が育ち、どんな課題にも柔軟に対応できるようになります。

❖「何もしない時間」が脳にひらめきをもたらす

「意味付け」センスが鍛えられたら、その後の作業は、脳に委ねてみましょう。

私たちは日々、膨大な情報を無意識に取り込んでいます。

その情報は、あなたの感覚やセンスによって取捨選択されたものです。

そして、**その情報が成果につながるために必要なのが、「何もしない時間」です。**

スマホやパソコン、テレビといった外からの刺激をいったん断ち、完全にアンプラグド（何にもつながっていない状態）になって、ただボーッとしてみましょう。

いわば「脳内ディスカッション」の時間です。

「ボーッとするとき、何を考えればいいですか？」と聞かれることがありますが、無理に考えなくても大丈夫です。

「これでいいのかな？」と不安に思うかもしれませんが、正解・不正解を気にする必要はありません。

「発酵みたい」「熟成みたい」と、ざっくりとした上位概念でイメージすると、感覚的にとらえやすくなります。

まずは、10秒間だけ「何もしない時間」をつくってみましょう。

できましたか？ それなら次は30秒に伸ばしてみてください。

慣れてきたら1分、5分、10分と、少しずつ時間を増やしていきましょう。

途中で「あのメール、ちゃんと送ったかな？」「あの仕事、締め切りいつだっけ？」といった思考がよぎることもあるでしょう。

でも、気になったことは10分後にきちんと確認できます。

今は安心して、そうした「置いてけぼり不安」から離れてみましょう。

「意味付け」のセンスを身につけた**あなたの脳は、「何もしない時間」の中で自然と情報を整理し、次に動くべき方向を見つけてくれます。**

この「何もしない時間」を経ることで、これからの行動や判断、仕事や暮らしの見通しが、少しずつクリアになっていくはずです。

❖ AI時代にこそ必要な「目の付けどころ」

本章で解説したセイリアンスネットワーク（SN）は、脳が「何が重要か」を判断し、適切な情報に注意を向ける補正機能のような役割を持っています。

この働きは、情報の取捨選択だけでなく、物事の価値を見極める力にもつながります。

タイパ（タイムパフォーマンス）とは、単なる「時短」ではありません。かけた時間に対して、自分にとって「価値ある成果」を得られたかどうかです。

現在、生成ＡＩが時短の象徴的存在になっています。

例えば、論文の要約を自分でつくると多くの時間がかかりますが、生成ＡＩを使えば数分で終わります。

確かに作業時間は短縮されますが、その要約にどれほどの価値があるのでしょうか？「著者の意図をくんだ素晴らしい要約」とか「ただ文章を短くしただけ」といった価値の評価は、あなたの「目の付けどころ」によってなされます。

結局のところ、作業の価値を決めるのは、あなた自身です。

他人の意見や生成AIの出力を鵜呑みにしてしまうと、知らず知らずのうちに自分の価値観を見失います。

それは、他人に自分の人生を操られているということです。

自分の価値観を持ち、人生の主導権を取り戻すことで、あなただけの本当のタイパが手に入ります。

これからの時代、生成AIによって文章やデザインなどが誰でも簡単につくれるようになります。

その中で求められるのは、**あなたのセイリアンスネットワーク――つまり、あなた自身の視点、価値観、世界観です。**

これらを磨くのは、今です。

あなたらしく生きることが、最高のタイパなのです。

第5章 まとめ

① ひらめきは脳のネットワークの切り替えが鍵

② 10秒歩くだけで脳がひらめく

③ 自分だけの「脳内レコメンド機能」を育てよう

④「意味付け」がひらめきの質を決める

⑤「何もしない時間」が脳内の情報を整理する

すぐできる！ タイパ改善テクニック⑤

❖脳がスッキリ！ 落書きで思考をリセット

考えすぎると、思考が固まり、新しいアイデアが浮かびにくくなります。

そんなとき、セイリアンスネットワークを一時的に解放し、脳をリセットしましょう。

その方法の1つが「落書き」です。

資料作成がひと段落したら、すぐにネット検索を始めるのではなく、**ペンを持って紙に落書きをしてみましょう。** 幾何学模様や簡単なイラストなど、何でもOK。

これだけで**脳の配線が切り替わり、リラックスしながら思考を整理できます。**

実験では、落書きをした人の方が集中しやすくなり、気持ちも落ち着くことが確認されています。

これは、手や目、耳からの感覚情報が脳内で統合され、まとまった情報へと整えられるからです。

落書きのコツは「上手に描こうとしないこと」。

これは絵のコンテストではなく、脳の整理作業。

気楽にペンを動かせば、思考がまとまってスッキリします。

❖10秒の視線切り替えで脳がひらめく！

集中しすぎると視野が狭まり、アイデアが浮かびにくくなります。

そんなとき、**目の使い方を変えるだけで、脳のモードを切り替えられます。**

集中モードのセントラルエグゼクティブネットワーク（CEN）と、ひらめきを生むデフォルトモードネットワーク（DMN）は、目の動きと連動しています。

スマホやパソコンの画面を見るときのように一点にピントを合わせる「焦点視」では、CENが働き、集中モードになります。

一方、遠くをぼんやり眺める「周辺視」では、DMNが活性化し、ひらめきが生まれやすくなります。

「焦点視」と「周辺視」は次のように簡単に切り替えられます。

❶人差し指を立て、腕を伸ばして肩の高さに構える
❷指先にピントを合わせ、10秒キープ（焦点視）
❸その後、指先ではなく背景にピントを合わせ、10秒キープ（周辺視）

パソコンやスマホを長時間見ていると、CENばかり働き、思考が固まりがち。
10秒だけ周辺視に切り替えると、DMNが活性化し、思考が整理され、アイデアが浮かびやすくなります。

作業中に行き詰まったら、遠くをぼんやり見るように目線を変えてみましょう。
たった10秒で、脳がリフレッシュされ、新しい発想が生まれるかもしれません。

コラム

「答え」より「気づき」が脳を成長させる

私たちは、知らないものを見ても、最初から感動できるとは限りません。

例えば、興味のないスポーツや美術品を見たとき、「すごいらしいけど、よくわからない」と感じた経験はありませんか？

けれども、自分なりに関心をもって観察してみると、「この選手の動きがきれい」「この絵は色使いが特徴的」といった気づきが生まれます。

そして**その気づきが、「もっと知りたい」という気持ちを引き出し、興味の幅を広げていくのです。**

脳は、すべてがわかる状態（退屈）や、まったくわからない状態（不安）より、「少しわかるけど、まだ知らないことがある」状態に最も反応します。

これは、心理学者レフ・ヴィゴツキーの「発達の最近接領域」に通じる考え方です。

学べば学ぶほど新たな疑問が生まれ、さらに知りたくなる。

こうした循環が、好奇心を支えてくれるのです。

例えば、何かを学ぶときに解説動画を見ると、効率よく知識を得られます。

ただ、そればかりに頼っていると、「答えがすぐ得られる安心感」だけが先に立ち、本来の好奇心は長続きしません。

このとき脳では、「こういった答えがくるだろう」といった予測が当たると快感を覚える、線条体背側回路《せんじょうたいはいそくかいろ》が働いています。

しかし、その予測が外れたり、答えが自分の期待と違ったりすると、興味を失って、また別の情報を求めてさまようになります。

一方で、**自分で観察して気づきを得たときには、「発見の喜び」が生まれます。**

このとき活性化するのが、好奇心を深く刺激する線条体腹側回路《せんじょうたいふくそくかいろ》です。

この回路が働くと、「知らなかったことを知るのが楽しい」という好奇心が強くなり、うまく気づきを得られなくても、「次はこうしてみよう」と前向きに挑戦を続けられます。

つまり、「失敗を恐れない心」は、この線条体腹側回路によって育まれるのです。

「知らないこと」は、たしかに不安です。

しかし、自分でじっくり観察し、気づきや発見を得る経験が、失敗を恐れず、「知らないこと」にも挑戦する心を育むのです。

第6章

一言が効く！
脳がやる気
になる
言葉の使い方

「言葉を使って脳を効率的に動かす！」

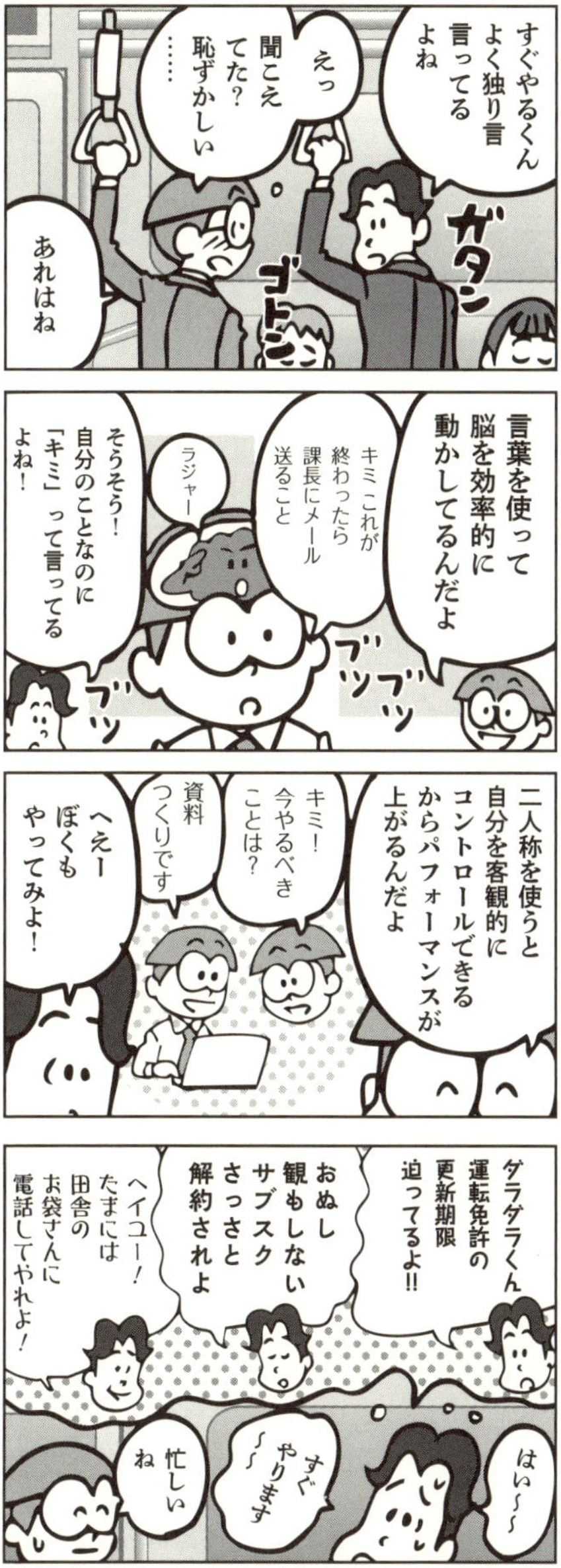

すぐやるくん よく独り言 言ってるよね
ガタン
えっ 聞こえてた？ 恥ずかしい……
ゴトン
あれはね
言葉を使って 脳を効率的に 動かしてるんだよ
キミ これが 終わったら 課長にメール 送ること
ラジャー
そうそう！ 自分のことなのに 「キミ」って言ってる よね！
ブツ ブツ
ブツ
二人称を使うと 自分を客観的に コントロールできる からパフォーマンスが 上がるんだよ
キミ！ 今やるべき ことは？
資料 つくりです
へえー ぼくも やってみよ！
ダラダラくん 運転免許の 更新期限 迫ってるよ!!
おぬし 観もしない サブスク さっさと 解約されよ
ヘイユー！ たまには 田舎の お袋さんに 電話してやれよ！
はい〜〜
すぐ やります 〜〜
忙しい ね

「あなた」「君」と二人称で自分に呼びかけると、客観視できて行動がスムーズになる。

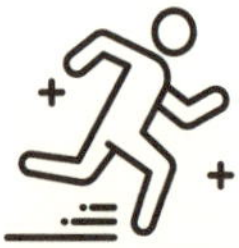

言葉を使って脳を動かすテクニック

❖言葉を活用して「すぐやる力」を高める

言葉には、脳を動かす力があります。

言葉を上手に使えば、「すぐやる力」が身につき、効率よく行動できるようになります。

その言葉を「すぐやる力」に変えるのが、「メタ認知」です。

第4章でも紹介した**メタ認知は、自分の考えや行動を一歩引いた視点から観察し、適切に調整する能力です。**

メタ認知を促す言葉を使うと、映画のカメラを引いて全体を見渡すように、自分の考えや行動を客観視できます。

つまり、「今、何をすべきか」を正しく判断し、やるべきことを後回しにするクセをなくすことができるのです。メタ認知は、次の2つの能力で構成されています。

❶モニタリング（観察する力）

自分の状態を観察し、今どんな状況にあるのかを把握する力です。

例えば、買い物中に「何か買い忘れているものがある」と気づくのがこれに当たります。

❷コントロール（調整する力）

気づいたことをもとに、自分の行動を調整する力です。

例えば、買い忘れを防ぐために買うものをメモしておく。このようにトラブルへの対策を立てて、次の行動に反映させます。


私たちは、意図せず自分が望まない行動をしてしまうことがあります。

しかし、メタ認知が働けば、本当に望む行動へと修正できます。

本章では、言葉を上手に使ってメタ認知を活用し、自分が望むように行動できる方法を紹介します。少し言葉を変えるだけで、タイパがよくなる「すぐやる力」が高まります。

❖「あなた」と二人称で自分に語りかける

さっそく、具体的なテクニックを見ていきましょう。

言葉の機能で最も活用しやすいのは、頭の中の「独り言」です。

私たちは、頭の中で絶えず独り言を言っています。

この独り言にひと工夫、加えてみましょう。

自分を一人称でとらえず、「あなた」「お前」などの二人称や、自分の名前などで呼んでみてください。

例えば、「よし、そろそろ始めるか」とつぶやくのを**「あなた、そろそろ始めるよ」**と言い換えます。

二人称を使うと、別の人間として自分に語りかける感覚になるので、これだけで客観的にモニタリングできるようになります。

モニタリングできれば、過去の経験を活かして行動をコントロールしやすくなり、その結果、パフォーマンスが向上します。

この方法は、アスリートが競技に臨むときによく使われ、その効果は実験によって科学的に証明されています。

被験者に、人前でのスピーチに備えて5分間練習してもらう実験を行いました。

その際に、自分を一人称で呼ぶように指定したグループと、指定しなかったグループに分けました。

すると、一人称を使わなかったグループの方がスピーチの評価が高く、自信を持って話せたのです。

自分を一人称ではなく二人称でとらえると、リラックスしやすくなり、行動もうまくいくようになります。結果的に自分の行動を後悔することも減ります。

「あなた、すぐに片付けちゃいますか！」

「君、これくらいなら簡単にできそうじゃない？」

このような感じで、日常的に二人称の視点で自分に語りかけてみましょう。

❖脳の独り言が行動力を引き出す

この頭の中の独り言は、実際に口にする言葉より10倍の速さで処理されているといわれています。

例えば、運転中にヒヤリとした瞬間、頭の中で「危ない！　事故に遭ったら、警察とレッカーに電話して、相手と交番に行って……」というように一瞬で多くの言葉がよぎった経験はありませんか？

トラブルが起こると、独り言がいかに高速で処理されているかを実感します。

この高速の言語処理能力を「すぐやる力」に活かしてみましょう。

脳内の独り言は「内言《ないげん》」と呼ばれ、内言が活発になると、脳の次の部位が働き出します。

●両側上側頭回《りょうそくじょうそくとうかい》　聞いた言葉の意味を理解して、文脈をつかむ
●左下前頭回《ひだりかぜんとうかい》　言葉を組み立てて、話す準備をする
●内側前頭回《ないそくぜんとうかい》　言葉の意味を整理し、行動の方針を決める

このように内言には、「聞く」「考える」「話す」「行動に移す」までのプロセスを円滑にする役割があります。

この**内言を積極的に活用すれば、「やろうと思う」だけで終わらず、実際に行動に移すことができます。**

内言で、「すぐやる」ことが可能になるのです。

❖脳が動く！ 「伝わる言葉」の選び方

内言で「すぐやる」ためには、どんな言葉をつぶやくのかが大切です。

つぶやく目的は、「行動を促すこと」です。

文法的に正しい言葉よりも、**自分にとって伝わりやすく、過去の記憶にアクセスしやすい言葉を選ぶ方が効果的です。**

リハビリの現場でも、言語機能を回復させる際には、すべての言葉を覚え直すのではなく、「伝わりやすい言葉」を優先します。

そうした言葉を選びながら組み合わせることで、最短で目的の記憶にアクセスできるのです。

次の2つの表現を比べてみましょう。

❶「明日は会社に行く予定です」
❷「明日、会社行く」

❶は文法的に正しくていねいですが、❷でも意味は十分伝わります。内言であれば、むしろ❷の方がシンプルでわかりやすいです。
言葉にムダがなければ、言語処理の負担が減り、脳もスムーズに反応できます。

自分が選んだ言葉が、そのまま自分の行動になる。

この原理に従って、**より具体的な言葉を使って望ましい行動を呼び出しましょう。**

例えばプレゼンの準備をするなら、「今日の夕方までに資料をつくらなきゃ」よりも、「午前中、資料のアウトラインをつくる。午後、内容をチェックして提出」とつぶやく方が、すぐに行動できます。

さらに「3日後」「月曜日の10時まで」といった数字を入れると、行動のゴールがより具体的になります。

❖行動をスムーズにする「自問自答」の活用法

単に「やらなきゃ」と思うだけでは、具体的な行動につながりません。

そこで活用したいのが、メタ認知のモニタリング（観察する力）とコントロール（調整する力）です。

「今の状況（モニタリング）」＋「どう動く？（コントロール）」とセットにして頭の中でつぶやくと、その間に思考が整理され、行動に移しやすくなります。

例えば、頭の中で「締め切りまで1週間しかない」とつぶやいたとします。

ここで「どんな手順で進める？」と質問を加えると、次にやるべきことが明確になります。

●状況を把握して質問する

「締め切り1週間前。何から始める？」

●具体的な条件を加えると行動が明確に

「締め切り1週間前。この1週間で割り込むかもしれない別の依頼が3件。今日やらなくてもいい作業はどれか？」

●過去の成功体験を参考にする

「締め切り1週間前。初日で資料のアウトラインまで仕上げたときはうまくいった。それを参考にしよう」

作業がはかどったときの記憶は、未来の「すぐやる」に活かせます。

良いパフォーマンスを再現できるように、うまくいった作業の様子を言葉にしたり、メモしたりしておくのもいいでしょう。

「締め切り1週間前。今日どこまでやる？　資料1時間で作成。メール見ない。こまめに水分補給」

このように、**「状況」＋「条件」＋「過去の成功体験」を組み合わせることで、迷わずスムーズに動けるようになります。**

内言の型が決まれば、どんな状況でも言葉を当てはめるだけでつぶやけます。

実際に活用し始めると、自分なりの「定番パターン」ができてきます。

「プレゼン資料に1時間」

「打ち合わせ後、その日のうちに提出」

「午前で資料仕上げて、その後メールチェック」

毎朝、作業前に一言つぶやくだけで、1日の見通しが立ちやすくなります。

そして、過去の良いパフォーマンスをベースに、行動の精度も上がっていきます。

ぜひ、あなたも作業前に一言、つぶやいてみてください。

❖「いつも」「ばっかり」が行動力を下げる

自分が望まない行動をしたときに、こんな言葉が浮かびませんか？

例えば、申請書類を書くのを後回しにしていたと気づいたら、

「いつもこうなる……」

「こんなことばっかり……」

実は、この言葉こそが、望まない行動を繰り返す原因になっているのです。

確かに、その日は後回しにしてしまったかもしれません。

でも、過去には「すぐやった日」もあったはず。

それなのに、「いつも」「ばっかり」とつぶやくと、脳は「自分はいつも後回しにする人間だ」と思い込み、行動できた記憶へのルートを遮断してしまいます。

これでは、体は動けなくなってしまいます。

頭の中の言葉でも、口に出す言葉でも、「いつも」「ばっかり」をやめてみましょう。

例えば、こう言い換えます。

「今日は後回しにした」

事実だけをつぶやくと、「後回しにしなかった日」の記憶がよみがえり、行動を修正しやすくなります。

大切なのは、自分の行動に余計な意味付けをしないこと。

事実だけを冷静にモニタリングすることで、次の一歩を踏み出しやすくなります。

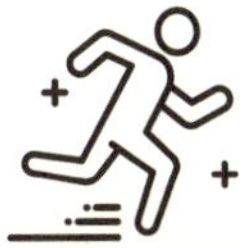

脳まで届く！ タイパを高める会話術

ここからは、相手と言葉をやりとりするコミュニケーションに焦点を当てましょう。
ムダなやりとりを減らし、スムーズで効果的な会話をする方法を紹介します。

❖会話で語彙を増やして行動を変える

つい余計な一言で会話がこじれ、不毛な時間が続いた経験はありませんか？
人間関係が悪化すると、作業の進行が滞り、心理的な負担も大きくなります。
言葉の選び方1つで、意思疎通のしやすさや、時間の使い方が大きく変わります。
実はリハビリの現場では、対話だけで患者さんの行動を変える技術が使われています。

この技術は、日常会話にも応用できます。

リハビリでは、対話を通じて相手の脳の「すぐやる」記憶にアクセスします。

本章では、自分の言葉で記憶を呼び出す方法を紹介してきましたが、実際に私たちが日常で使う語彙はごく限られています。

新しい語彙を使うにはエネルギーが必要なため、脳は省エネのために「いつもの言葉」を優先して使おうとします。

つまり、「口癖」に頼るようになるのです。

しかし、同じ語彙では、同じ記憶にしかアクセスできません。

行動を変えるには、アクセスする語彙を変える必要があります。

そこで有効なのが、「会話」です。

会話は、他人の語彙を取り入れる手っ取り早い方法です。

会話の中で有効な語彙を手に入れれば、自分も相手も「すぐやる」モードへ切り替えることができるのです。


会話を使って語彙を増やし、自分の行動を変えていく。

その具体的な方法を、これから紹介していきます。

❖「聞く力」が脳をやる気にさせる

パラレルトークには要注意です。

これは、相手の話の途中で、自分の似た体験や知識を語り出す会話形式のことです。

会話が並行（パラレル）のまま交わらず、話が広がらなくなってしまいます。

その結果、相手は話す意欲をなくし、自分は新しい語彙や気づきを得るチャンスを逃してしまいます。

A「先週末にキャンプに行ったんですよ。あいにく雨だったんですけど……」
B「キャンプって防水対策に実力が表れますよね。レインカバーあると便利ですよ」
A「……（あれ？ 私の話、聞いてくれてるのかな）」

このように、相手の話を自分の話にすり替えていないでしょうか？

相手の話よりも自分の話を優先してしまうと、相手の体験から入手できる語彙を受け取れません。

ネットや本の情報とは異なり、会話で得られる語彙は「生の感覚」です。語彙を得ることで、自分の中の忘れていた感覚が呼び起こされ、改めて吟味されます。

会話は単なる情報交換ではなく、自分の感覚や経験を、一段高い視点からとらえ直す機会でもあります。これを「上位概念化」と呼びます。

例えば、Aさんの「キャンプで雨に降られた」話をさえぎらず聞いていると、

「雨でトラブルだらけだったんですけど、みんなやたら笑顔で。なんか仲間意識が強まった感じでした」

などと、そこから学んだことに話が及んだりします。これが上位概念化です。

そして、あなたが「自分にもそんなことがあった」と共感すれば、Aさんだけでなく、あなた自身も、過去の感覚の上位概念化をしていることになります。

この上位概念化は、「脳のやる気（意欲や関心）」に深く関係します。

例えば、パラレルトークでAさんの体験談だけを聞いたときは、脳の線条体《せんじょうたい》が働きます。興味がわきますが、話が終わると線条体の活動は低下し、脳のやる気も薄れます。

一方で、相手の話に共感して上位概念化が起こると、前頭前野外側部《ぜんとうぜんやがいそくぶ》が働きます。するると自分の中のあらゆる経験と結び付き、話が終わってもやる気は持続するのです。

つまり、**あなたが相手の話をよく聞けば、自分も相手もやる気になるのです。**

会話で語彙をやりとりするメリットは、もう1つあります。

それは、行動を修正できることです。

自分の体験を言葉にすると、行動の目的（トップダウン注意）と、その行動で得た感覚（ボトムアップ注意）のズレに気づけます。

このズレに気づくと、脳は感覚に基づいて行動の精度を高めます。

会話でやる気が起こり、質の高い行動ができる。まさに、タイパ向上です。

大切なのは、会話を語彙の交換の場として位置付けることです。

パラレルトークを避けて、相手の話を聞く。これだけで、あなただけではなく、相手の脳にも、上位概念化と行動の最適化が起こります。

そして、相手の行動が変われば、それはあなた自身にとってもプラスになります。

❖「知ったかぶり」が学習効率を下げる

私たち大人はたくさんの知識を持っていますが、その多くは実はとてもあやふやです。

それなのに、一度「知っている」と思い込んでしまうと、「知らないことはない」と錯覚してしまうことがあります。

この現象は「Unread Library Effect（ULE）」――日本語では「未読図書館効果」と呼ばれます。

簡単にいえば、無意識の**「知ったかぶり」**です。

この効果を調べた実験では、被験者に「トイレの内部構造をどのくらい理解しているか？」と質問し、実際に説明してもらいました。

すると、説明後の方が「自分の理解度」を低く評価する傾向が見られました。

つまり、説明しようとすることで「思っていたほど知らなかった」と気づくのです。

会話は、自分の「知ったかぶり」に気づくチャンスを与えてくれます。

一方でSNSでは、「知ったかぶり」が起こりやすくなります。

対面の会話なら、相手の表情や反応から、自分の説明の不十分さに気づくことができます。

しかし、SNSでは文字情報しか伝わらず、相手の反応も想像しにくいため、自分の知識を過信しやすくなるのです。

こうした**「知ったかぶり」は、自分の語彙を狭め、「すぐやる力」を奪ってしまいます。**

自分には「知らないことがある」と気づく力を「メタ記憶」といいます。

記憶のリハビリでも、メタ記憶が低下すると学習効率が下がります。

なぜなら、「知らないことを自覚（モニタリング）」できなければ、「必要な対処（コントロール）」ができないからです。

「知ったかぶり」は、学習効率を下げ、後から調べ直す手間も増やします。

その場を取り繕い、余計な時間をかける。それではタイパが悪くなる一方です。

今すぐ「知ったかぶり」を撲滅しましょう。

方法はカンタン。「知らない」と言うだけでいいのです。もし相手の話に「知らない」と言うのが冷たい対応だと感じるなら、こう付け加えてみましょう。

「へー、それは面白いね！」

「初めて聞いた。もう少し詳しく教えてくれる？」

こうすれば相手の気分も害さず、さらに詳しく教えてくれるはず。

この一言が、「知ったかぶり」を防ぎ、語彙を増やし、行動力も学習効率もタイパも高めてくれるのです。

❖タイパ向上！　言葉の言い換え会話術

言葉の選び方で、会話の力を最大限に引き出すことができます。
無意識に選んでいる言葉を、意識的に選び直してみましょう。
ここでは、伝わりやすく、お互いのタイパが上がる言い換え例を紹介します。

①否定は禁止！　相手の感じたことを聞き出す

×「何で、できなかったんですか？」
○「どんな感じでしたか？」

例えば、誰かに仕事を頼んだのに、期待どおりに進んでいなかったとします。

このとき「何で？」と問い詰めると、相手の脳では「言い訳を考える」という的外れな方向に注意が向きます。

同時に、あなたの脳も「相手を言い負かそう」と反応し、どちらも余計なエネルギーを消費してしまいます。

そこで、**否定はせずに「どんな感じだった？」とたずねてみましょう。**

すると相手は、「○○が難しかった」「△△の手順がわかりにくかった」など、自分の感覚に基づいた答えを返しやすくなります。

人は、感じたことを言葉にする「経験的言語」を使えば、過去の記憶から最適な行動を引き出すことができます。

このようにして会話が前向きになれば、結果として会話のタイパも高まります。

相手が最適な行動を見つけられれば、あなた自身も楽になるのです。

②「10秒の沈黙」で相手の考えを引き出す

×「これってどう思う？ それとか、こういうのもあるよね」

○「これってどう思う？ （10秒黙る）」

質問の直後に自分のアイデアを足すと、相手は考える余地を失ってしまいます。ひらめきをすぐ口にしたくなるかもしれませんが、それは自分の視点に限られたもの。

そこで、**質問の後に「10秒の沈黙」を入れてみましょう。**

相手は、その時間を使って自分の言葉を見つけることができます。

相手の答えを聞くことで、思いもよらない新しい視点を得られるかもしれません。

10秒の沈黙があるだけで、相手の中にある言葉を自然と引き出すことができます。

相手から言葉をもらうのが、質の高いひらめきへとつながる近道になるのです。

③まず自分がやってみせる会話術

×「いや、そうじゃなくて……」
○「そういう考えもあるね。さらにこういう見方もあるよ」

会話の中で、相手に譲歩してほしい、しっかり話を聞いてほしい、簡潔に答えてほしいと思うことがあったら、**まずは自分がそのやり方を相手の脳に示してみましょう。**

会話の力で脳と人を動かす

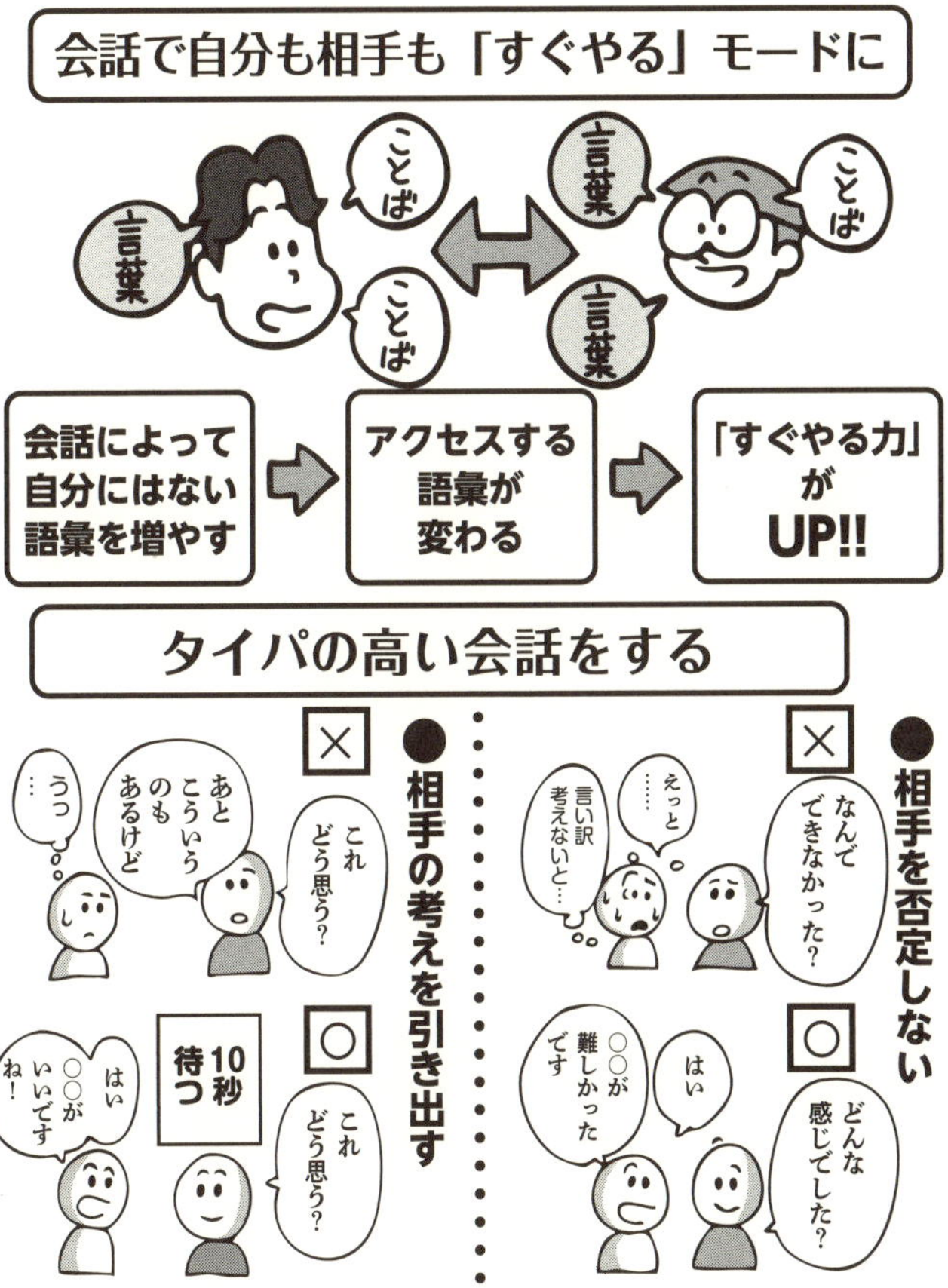

会話は脳を動かし、相手の行動を引き出す。「すぐやる力」が高まれば、タイパも向上する。言葉を言い換えると会話がぐっと前向きになる。

例えば、譲歩してほしいときは、相手の意見に「違う」と即座に否定するのではなく、「そういう考えもあるね」とまずは受け入れる。

すると、それを見た相手の脳は、過去の譲歩したときの記憶にアクセスし、その行動を呼び出します。

同じように、**話をしっかり聞いてほしいなら、まずは自分が相手の話を最後まで聞く。簡潔な返答を求めるなら、自分も簡潔に話す。**

こうすれば相手から望ましい行動を引き出すことができ、会話のタイパも上がります。

④主語を「私たち」にすると、チームが前向きに!

×「(あなたが)急に休むと周りに迷惑するから早めに連絡してください」

○「(私たちが)お互いに困らないように、急に休むときは早めに連絡し合いましょう」

仕事を円滑に進めるには、個人を責めるのではなく、チーム全体の課題として伝えることが大切です。そのために、指摘するときの**主語を「私たち」に変えてみましょう。**

例えば「あなたが」と言うと、相手は「休んで迷惑をかけた」という行動に意識が向きます。すると、相手は過去の失敗や責められた記憶を呼び起こし、前向きな改善にはつながりません。

一方で、**「私たち」と伝えると、チーム全体が「どうすればチームがうまくいくか」という前向きな意識が生まれます。**その結果、脳内では過去の解決策など、望ましい行動につながる記憶が引き出されやすくなります。

このように、「私たち」を主語にすることで、相手の脳が解決に向かう記憶にアクセスしやすくなり、より良い行動を選べるようになります。

チーム全体としても、協力的で前向きな行動が生まれやすくなるのです。

⑤どんな仕事も「成長のチャンス」に変える

×「これ、私がやらなきゃいけないんですか？」

○「これ覚えておけば今後使えるな」

気の進まない仕事を頼まれたとき、「なんで自分が？」と思ってしまうことはありませんか？

そんなときこそ、**「やらされる仕事」ではなく、「成長のチャンス」としてとらえ直してみましょう。**

どんな仕事でも、「上位概念化」の視点を持つことで、新しい意味を見出すことができます。例えば、地味な雑務であっても、次のようにとらえ直すことができます。

「作業効率を高める方法を考える機会にできる」

「業務改善の過程を実例を通して考えられる」

このように上位概念化できれば、前頭前野外側部《ぜんとうぜんやがいそくぶ》の働きで、雑務が終わった後もやる気が継続します。

「これはムダな仕事」と感じたときこそ、「この仕事を通じて、どんな力が身につくだろう？」と視点を変えてみる。

このように上位概念化を使えば、あらゆる場面を自分の成長につなげて行動できます。

そして実際に作業を終えたら、「〇〇みたいだった」と経験的言語で保存しておきましょう。その記憶が、未来の行動のタイパを高めてくれるはずです。

「第6章 まとめ」

① 言葉を上手に使えば、効率的に行動できる

② 二人称で自分に語りかけると、行動力アップ

③ 脳内の独り言で「すぐやる」を引き出す

④ 会話で語彙を増やすと、行動が変わる

⑤ 言い換えひとつで会話のタイパが劇的に向上

すぐできる！ タイパ改善テクニック⑥

❖「○○できない」ではなく「○○する」と言う

「ダメだ、できない」と言うと、脳は過去の失敗を思い出し、「またうまくいかないかも」と不安を強めてしまいます。

かといって、「やればできる」と言っても、何をどうすればいいのかが具体的でなければ行動には移せません。**大事なのは、「ダメだ」や「できる」などの結果ではなく、行動そのものを言葉にすること。**

「○○する」とシンプルに言うだけで、過去の記憶が呼び出され、体が自然と動きやすくなります。

例えば、勉強するときは、「テキストを開いて1問解く」「10分だけやる」と言うだけで、すぐに行動を始めやすくなります。

一度動き出せば、後は流れに乗って作業できます。最初から完璧を目指す必要はありません。「○○する」と口に出して、行動のスイッチを入れてみましょう。

❖「絶対」と断言しない

「絶対そうですよ」「絶対失敗する」などと言いたくなることがあります。

自信があるときや、不安を打ち消したいとき、人はつい「絶対」と断言したくなります。

でも、「絶対」という言葉を使うと、それ以外の可能性を考えにくくなります。

過去の経験や他の選択肢を無視し、視野が狭くなってしまうのです。

× 「絶対そうですよ」

○ 「そうですよ」

このように、**「絶対」を省くだけで、思い込みが減り、柔軟に考えやすくなります。**

視野が広がり、より的確な判断ができるようになるのです。

コラム

毎日の「いい会話」が自律神経を整える

自律神経は、私たちの体を無意識に調整し、心拍や呼吸、消化などをコントロールする神経です。

実は、**日々の会話が自律神経に影響を与える**ことがわかっています。

信頼できる人と話すと心が落ち着きますが、ぎくしゃくした会話はストレスにつながります。これは、自律神経が次の3つのモードを切り替えながら働くためです。

● **腹側迷走神経系**《ふくそくめいそう》（最上位）

人と信頼関係を築き、協力し合うことで活発になります。

この状態では、心拍が安定し、リラックスしながらも集中できるため、高いパフォーマンスを発揮しやすくなります。

例えば、安心できる仲間と話していると気持ちが落ち着きやる気が出てくるのは、このおかげです。

●交感神経系（中間層）

共感してもらえないと、相手より優位に立とうと交感神経が活発になります。すると、イライラしやすくなり、攻撃的な言動（ＳＮＳでの誹謗中傷、マウンティングなど）が増えがちです。

例えば、話の途中で何度もさえぎられるとイラッとする感覚に近いでしょう。

●背側迷走《はいそくめいそう》神経系（最下層）

相手との競争や意見の対立で交感神経の緊張が限界を超えると、心と体が省エネモードに切り替わります。この状態では無気力になり、何もやる気が起きなくなります。

例えば、上司にミスを指摘されて必死に言い訳したり、上司を批判する仲間を見つけたりしているうちに、気力がなくなり、職場に行けなくなる状態です。

信頼と共感のある「いい会話」には、自律神経を整える効果があります。いい会話によってリラックスできれば、仕事や学習にも集中しやすくなります。こうした会話術を身につければ、毎日の何気ないやりとりが、タイパを高めるツールになります。

第7章

ぐっすり眠れる！毎日の寝つきが良くなる快眠術

「勤務間インターバル」でスリパを上げる！

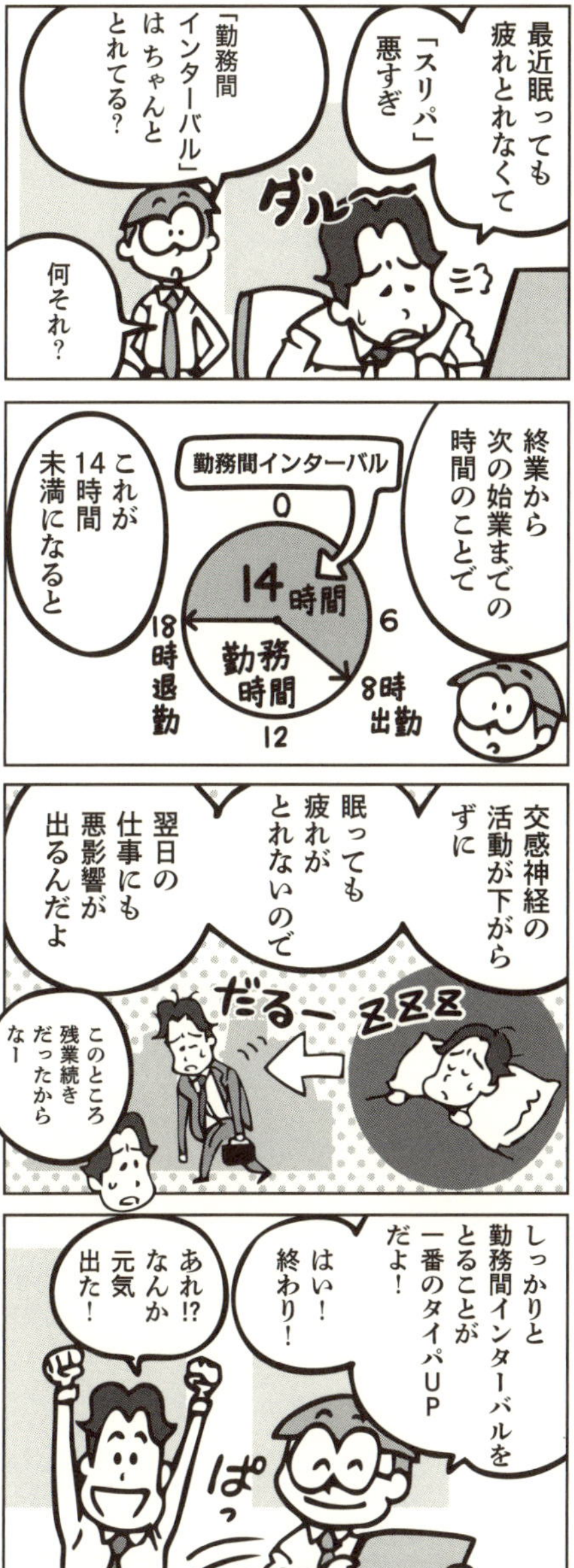
最近眠っても疲れとれなくて「スリパ」悪すぎ
ダル〜
「勤務間インターバル」はちゃんととれてる？
何それ？
終業から次の始業までの時間のことで
勤務間インターバル
0
14時間
6
8時出勤
12
勤務時間
18時退勤
これが14時間未満になると
交感神経の活動が下がらずに
眠っても疲れがとれないので
翌日の仕事にも悪影響が出るんだよ
zzz
だるー
このところ残業続きだったからなー
しっかりと勤務間インターバルをとることが一番のタイパUPだよ！
はい！終わり！
あれ⁉なんか元気出た！
ぱっ

眠っても疲れがとれないなら、仕事の合間の休息時間「勤務間インターバル」を見直そう。

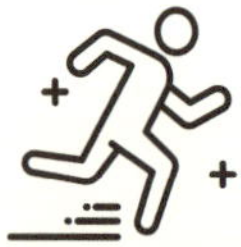

誰でもカンタン！今すぐできる睡眠改善法

❖「スリパ」を高めて人生を快適に過ごす

「充実した1日を過ごしたのに、ベッドに入るとなかなか寝つけない」

「やりたいことはたくさんあるのに、朝から頭がボーッとしている」

タイパは、起きている時間だけで決まるものではありません。

人生の約3分の1は、睡眠に費やされています。

それなら、睡眠の質を高めれば、残りの3分の2の時間（仕事・勉強・生活）も効率よく過ごせます。

睡眠の質とは、いわば「スリープパフォーマンス（スリパ）」です。

睡眠に費やした時間から、人生を豊かにする成果を手に入れましょう。

睡眠の質を高めるためには何をすればいいでしょうか？

「睡眠にこだわるためにスマートウォッチをつける」

「5分で眠れる音楽を聴く」

こうした方法が浮かんだら、「睡眠改善＝眠る前にやること」という先入観があるかもしれません。


実はスリープパフォーマンスを高めるのに重要なのは、起きている時間の過ごし方なのです。


本章では、今日から実践できる簡単な方法を紹介します。

これで、あなたの睡眠が劇的に変わります。

❖「勤務間インターバル」で睡眠の質を上げる

「眠っても疲れがとれない」と感じるなら、まずは睡眠そのものよりも、「勤務間インターバル」に目を向けてみましょう。

勤務間インターバルとは、終業から次の始業までの時間のこと。

例えば、20時に退勤し、翌朝9時に出勤する場合、勤務間インターバルは13時間です。この勤務間インターバルが14時間未満になると、交感神経の活動が下がらず、睡眠中も血圧や代謝が高いままになってしまいます。

その結果、眠っても疲れがとれず、朝から体が重く、昼間に眠気やだるさを感じることもあります。

休息の基準は、「勤務間インターバル14時間以上」です。

第2章で紹介した生体リズム（体内時計）により、本来、睡眠中は血圧や心拍数が下がります。代謝も下がって、しっかり休息をとることで、昼間に高いパフォーマンスが発揮できます。これが、私たち人間の仕組みです。

終業から次の始業までの時間が短くなると、この休息の仕組みが壊れてしまいます。結果として昼間の作業効率の低下を招きます。このことを裏付ける実験があります。

この実験では、被験者に誤字を見つける作業を課したところ、睡眠中の血圧が高かったグループは、血圧が下がっていたグループよりも誤字を見逃しやすく、作業中にイライラしやすいことが示されました。

つまり、**働く時間が長くなればなるほど、仕事の質は下がってしまうのです。**

休まずに働いて効率を落とすよりも、勤務間インターバルを確保して仕事の質を高めた方が、タイパは向上します。

❖夜の「スマホ断ち」で休息力を上げる

1日8時間働く場合、勤務間インターバルは通常16時間です。

14時間以上の勤務間インターバルを保つには、残業などを2時間未満に抑える必要があります。

しかし、これを毎日実行するのは、現実的に難しい人も多いでしょう。

まずは、**週に1日、または隔週に1日でも構いません。その日だけは仕事の連絡を遮断し、14時間の勤務間インターバルを確保してみてください。**

そのうえで、限られた時間でも、睡眠の回復効果を最大限に引き出せる環境を整えていきましょう。

第1章で紹介した**「スマホを玄関に置く」という習慣は、実は睡眠の質を高める有効**

な方法です。

なぜなら、寝る前にスマホを操作すると交感神経が刺激され、血圧が上がって睡眠の質を下げてしまうからです。

第1章では、「空間を使って行動を区切る」ことの大切さもお伝えしました。

「睡眠の質は上げたいけど、さすがにスマホを玄関に置くのはハードルが高い」と感じる人は、まずは**スマホをベッドに持ち込まない**ことから始めてみてください。

たったそれだけでも、**夜中に目が覚めにくくなり、目覚めがスッキリするなど、睡眠の質の変化**を感じるはずです。

そして、スマホから離れていることで、血圧が下がる効果を実感できるでしょう。

このように「スマホ間インターバル（スマホから離れる時間）」を増やすだけでも、より効率よく休息がとれるようになります。

❖お風呂 × 放熱で寝つきが劇的に改善！

睡眠のタイパを下げる要因の1つが、「寝つけずにベッドで過ごす時間」です。

横になっても眠れずに過ごす時間は、つらく感じるものです。

この「寝つけない時間」は、実際よりもずっと長く感じられることがあります。

気のせいではなく、寝つきが悪い人ほど脳の時間認知にゆがみが生じ、時間の流れを長く感じやすくなるのです。

この時間認知のゆがみは、寝つきが良くなることで改善されます。

そのために重要なのが、「体の熱を適切に逃がすこと」、つまり放熱です。

人は、**放熱によって深部体温（内臓の温度）が急激に下がると眠くなり、寝つきが良くなるのです。**

深部体温は、起床後10～11時間（朝7時起床なら17～18時）に最も高くなり、起床後22時間（翌朝5時）に最も低くなるリズムがあります。

第2章で紹介したように、起床後10～11時間後に運動を取り入れることで深部体温がさらに上がり、体温の高低差が大きくなることで、寝つきが良くなります。

このように、この時間帯に運動をしておくと、その後の入浴による入眠効果も高まります。

深部体温が下がってきている時間帯に、入浴によって一時的に深部体温が上がると、

体は熱を逃がそうとします。

この放熱の反動によって深部体温の低下が促進され、よく眠れるのです。

放熱を促す上で、特に温める必要があるのが足首です。

足首には脛骨《けいこつ》動脈という太い血管があり、ここを温めると血液の温度が上がります。すると、足の裏から汗をかき、放熱することで血液の温度が下がります。この過程で深部体温が下がり、寝つきやすくなります。

深部体温を下げて寝つきを良くする方法は次のとおりです。

● **起床10～11時間後に運動する**　深部体温が最高になる時間帯で、さらに体温が上昇するように、スクワット10回程度の運動をします

● **寝る1時間前に湯船につかる**　深部体温が下がっていく時間帯に、入浴で体温を一時的に上げると、その後に放熱が促されて眠くなります

●シャワー派の人は、最後に足首に10秒ずつお湯をかける 湯船につからない場合、お風呂を出る前に両足首に10秒ずつシャワーを当てて、足首をしっかりと温めましょう

●入浴後はレッグウォーマーで足首を保温 足の裏から熱が逃げやすいように、入浴で温まった足首を保温して、放熱を助けましょう

●靴下は履かずに寝る 靴下を履くと熱の逃げ道がふさがれ、放熱が妨げられます。寝るときは靴下を脱ぎましょう

深部体温のリズムを整えれば、その温度差は日を追うごとに大きくなり、寝つきが改善されていきます。今日のひと手間が、今後の睡眠の質を大きく向上させます。

❖ホットアイマスクで快眠スイッチをオン！

短い睡眠でも休めたと感じる日もあれば、長く眠ったのにスッキリしない日もある。

この違いを生む大きな要因が、睡眠前の「心拍数の低下」です。

通常、眠っている間は心拍数が低下し、体は休息モードに入ります。

この仕組みは「交感神経」と「副交感神経」で成り立っています。

●**交感神経**　心拍数を上げて、日中の体を活動モードにする
●**副交感神経**　交感神経の活動を抑制して心拍数を下げ、体を休息モードにする

就寝前には、副交感神経が交感神経の活動を抑制します。

このとき、スマホを見たり、考え事をしたりして、交感神経を活動させてしまうと、副交感神経の抑制は効かなくなります。寝つきが悪くなるか、眠れても心拍数が高いままとなり、長く眠ったとしても翌日に疲れが残ります。

就寝前は、副交感神経の働きを助けましょう。

おすすめの方法は、ホットアイマスクです。

目の焦点を合わせる働きは、副交感神経が担っています。

日中にスマホやパソコンを長時間見て目を酷使すると、副交感神経が疲れてしまい、

夜になってもうまく働かなくなります。

その影響で、副交感神経の抑制が効かなくなり、交感神経が活動して心拍数が下がらなくなります。

ホットアイマスクで目の周りを温めると、副交感神経の働きがサポートされて、交感神経の活動を抑えることができます。

これで就寝前に心拍数を下げられれば、睡眠中の心拍数も下がります。

さらに、**ホットアイマスクを用いた実験では、途中で目覚めたり、悪い夢を見たりすることが減った**という結果が得られています。

おすすめのホットアイマスクの方法は次のとおりです。

❶ベッド以外の場所で、お湯またはレンジで温めたタオルを目の上に乗せる

❷そのまま10分ほどリラックス

タオルには適度な重みがあり、目の周りの筋肉の緊張をやさしくゆるめてくれます。

目の周りの筋肉をゆるめると、筋肉のつながりで額や背中、足先まで影響し、全身がリラックスしやすくなります。ホットアイマスクには次のようなメリットがあります。

●副交感神経の働きをサポートし、心拍数を下げる
●筋肉の緊張をゆるめ、全身をリラックスさせる
●睡眠中に目覚めたり、悪い夢を見たりすることが減る

眠るための体をつくり、睡眠の質を上げましょう。

❖「睡眠感チェック」で眠りの質を確認

朝、スマートウォッチなどのウェアラブルデバイスで睡眠スコアを見て、「そんなに悪かった?」「ぐっすり寝た気がするのに」と思ったことはありませんか?

睡眠アプリが示すスコアは客観的な数値ですが、実際の睡眠の質には、主観と客観のズレがよく見られます。

例えば、「全然眠れなかった」と感じていても、家族に「いびきをかいて寝てたよ」

と言われたり、逆に「よく寝た！」と思っていても、脳波を測ると睡眠が細かく途切れていた、というようなこともあります。

日本人約420人を対象にした調査では、次のような結果が出ています。

「よく眠れない」と感じる人の66％は、実際には問題なし。

「十分に眠っている」と感じる人の45％は、実際には睡眠不足。

つまり、主観と客観のズレはよくあること。ただし、このズレが大きくなると、メンタルの不調を示すサインになることもあります。

大切なのは、**「よく眠れた！」と感じる自分なりの睡眠感を養うこと**です。

睡眠スコアは、あくまで睡眠へのモチベーションを高めるためのものです。

自分の主観（睡眠感）を磨き、主観と客観のズレを小さくすることで、健やかなメンタルを育てましょう。次のチェックリストで、主観的な睡眠感を磨くことができます。

● 睡眠感チェックリスト

❶ 就寝前にあくびが出るほどの眠気がある

「時間だから寝る」ではなく、「眠いから寝る」のが理想。自然な眠気があると、深く眠りやすくなります

❷夜中に目覚めても、体が回復した感覚がある　眠り始めてから途中で目覚めずに、3時間以上続けて眠れていることが、質の良い睡眠の最低条件とされています。たとえその後に目が覚めたとしても、「ひと眠りしたな」と感じられるなら、最初の3時間はしっかり眠れていた証拠です。

❸夜中に目覚めても30分以内に再び眠れる　30分以内に再び眠れるなら、医学的な問題はほとんどありません

❹就寝後、まどろむ時間がある　ベッドに入ってすぐ眠ってしまうのは、実は「睡眠不足のサイン」です。大脳が発達している人間は、目を閉じて10分ほどまどろむのが自然な入眠です

❺起床4時間後に集中できる　起床4時間後は、脳が最も活発に働く時間帯です。ここで眠気を感じる場合、睡眠の量か質が不足している可能性があります

❻寝つきと寝起きが約30分未満

次の式で、睡眠効率（質の良い睡眠の目安）を算出できます。

睡眠効率＝「実際に眠った時間 ÷ ベッドにいた時間 × １００」

例えば、７時間ベッドにいて、実際の睡眠時間も７時間であれば、睡眠効率は１００％になります。

理想は85％以上です。例えば、７時間ベッドにいて睡眠時間が６時間であれば、睡眠効率は約86％となり、理想的といえます。さらに、寝つきと寝起きにかかった時間が、それぞれ30分未満であれば、質の良い睡眠といえます。


睡眠中のことは覚えていないため、「ちゃんと眠れているのか不安」という人もいるでしょう。そんなときは、この基準を使って毎日の睡眠をチェックしてみてください。自分の睡眠状態を把握でき、安心につながります。もしこの基準をもとに睡眠を見直そうと思ったら、次のページで紹介する方法が役立つはずです。

睡眠改善に取り組み、チェックリストをクリアできれば、大きな自信にもつながるでしょう。

朝の光×夜の暗さで睡眠力がアップ!

❖朝起きたら窓際へ!　睡眠ホルモンの整え方

ここからは、誰にでも簡単にできる睡眠改善法を紹介します。

就寝前に強い眠気がない場合は、朝の行動から変えてみましょう。

朝の光を脳に届けると、その約16時間後に自然な眠気が訪れるようになります。

これは、睡眠を司るホルモン「メラトニン」の働きによるもの。

メラトニンは、目の網膜で光を感知すると減少し、脳が覚醒します。光を感知してから約16時間後に再び増加して、眠気を誘います。例えば、朝7時に起きて網膜で光を感知すると、夜11時ごろに自然な眠気が訪れるリズムがつくられるのです。

メラトニンを減らすには2500ルクス以上の強い光が必要です。

しかし、一般的な室内の明るさは500ルクス程度しかなく、メラトニンを減らすには光が足りません。

一方、窓際（1メートル以内）なら3000ルクスの自然光を浴びることができます。

朝起きたら、まずは窓際で10分ほど過ごす習慣をつけましょう。

例えば、スマホのニュースをチェックしたり、コーヒーを飲んだりといった朝のルーティンを窓際で行うだけでも、夜の眠気をつくりやすくなります。

さらに、屋外の光の強さは室内の10倍以上あります。

窓を開けて1分間、直接自然光を浴びるだけでも効果的です。 曇りや雨の日でも自然光を浴びればメラトニンは減少するので、天気は気にしないで大丈夫です。

メラトニンは、目覚めた直後に窓際に行くほど減りやすいです。その効果を得るために毎日の習慣にしましょう。

つまり、「目覚めたらまず窓際に行く動線をつくる」。これを目指しましょう。

光を活用して、脳に「朝」の環境を整える。

そうすることで、無意識のうちに夜に眠くなるリズムをつくれます。

❖照明をオフ！　部屋を暗くして睡眠モードへ

明るい「朝」の環境を整えたら、次は「夜」の環境づくりです。

部屋を暗くしてメラトニンの分泌を促し、自然な眠気を引き出しましょう。

メラトニンは、強い光を浴びると減り、暗くなると増える性質があります。

そのため、夜に強い光を浴びていると分泌が抑えられ、なかなか眠くなりません。

光を減らすために、部屋を暗くする目安は、就寝3時間前からです。

つまり、寝室だけでなく、夕食をとる部屋などの明るさも影響するのです。

もし、天井の四隅までくっきり見えるほど明るい照明の中にいるなら、就寝時にはメラトニンが半減してしまうことがあります。

そこで、天井の四隅がぼんやり見える程度に照明を落とし、不要なライトを消して「夜の環境」を整えましょう。

リビングやダイニングの照明を落とすのが難しければ、浴室の照明を消して脱衣所の明かりだけで入浴したり、音楽を聴くときに部屋を少し暗くしたりするなど、**部分的に照明を落とすだけでも効果があります。**

最初は暗さに抵抗があっても、数日続けると慣れてきます。

むしろ以前の明るさが過剰だったことに気づくはずです。

「早寝するつもりが気づいたら深夜」「夜は時間が経つのが早すぎる」と感じるなら、それにも部屋の明るさが関係しています。

照明が明るいほど、脳の時間認知にズレが生じ、実際よりも時間がゆっくり進んでいるように感じられます。その結果、少しのつもりでネットを見ていたら、気づけば時間はどんどん進んでいて、時計を見て「もう3時⁉」と驚くことが起きるのです。

こうした**時間認知のズレは、部屋を暗くするだけで修正され、夜更かしの防止にもつながります。**

「暗い部屋だとなんだか落ち着かない」と感じる人もいるかもしれません。

確かに、明るい光を浴びると脳の警戒モードが緩み、一時的にリラックスしやすくなります。しかし、それはあくまで一時的なものです。

長期的に見ると、夜の強い光は脳の働きを鈍らせ、思考力や感情の安定に悪影響を及ぼすことがわかっています。

昼間のタイパを高めるためにも、「暗い夜」が必要なのです。

どうしても暗さが苦手なら、今の照明環境は変えずに、深部体温のリズムを活用する方法を試してみましょう。

放熱を促す方法としても触れたように、深部体温は起床後10～11時間（7時起床なら17～18時ごろ）で最も高くなり、その後急激に下がることで夜に眠気を引き起こします。

そのために、**起床10～11時間後の軽い運動**をおすすめします。

背中や骨盤内の筋肉を増やすことで、深部体温のリズムが整います。

運動の目安は、スクワット10回を週4日以上です。

運動する日が多いほど、早くリズムが整います。

メラトニンのリズムはすぐに修正できますが、深部体温のリズムが整うには、最短でも3週間ほどかかります。

夕方には、あえて階段を使ったり、立って作業をしたりといったように、自然に体を動かせる環境を用意すると、無理なく継続できます。

ぐっすり眠れる！ おすすめ快眠習慣

すぐ試せる睡眠改善法

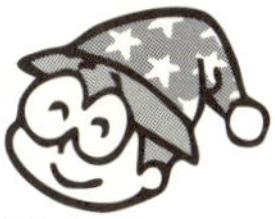

①朝起きたら窓際へ

10 分ほど
朝の光を浴びる

②寝る３時間前に部屋を暗く

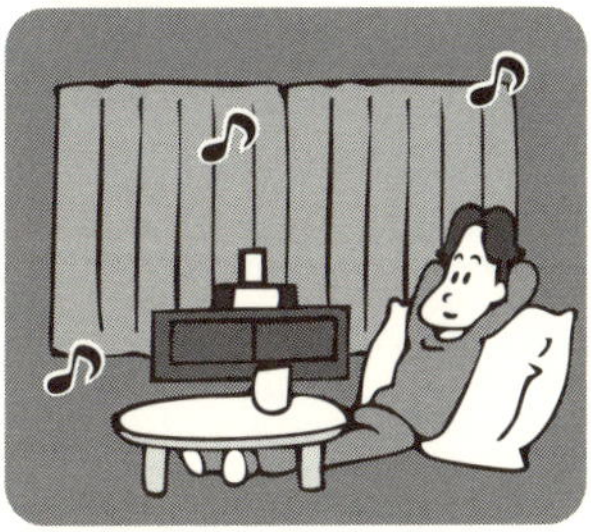

③寝る１時間前に入浴

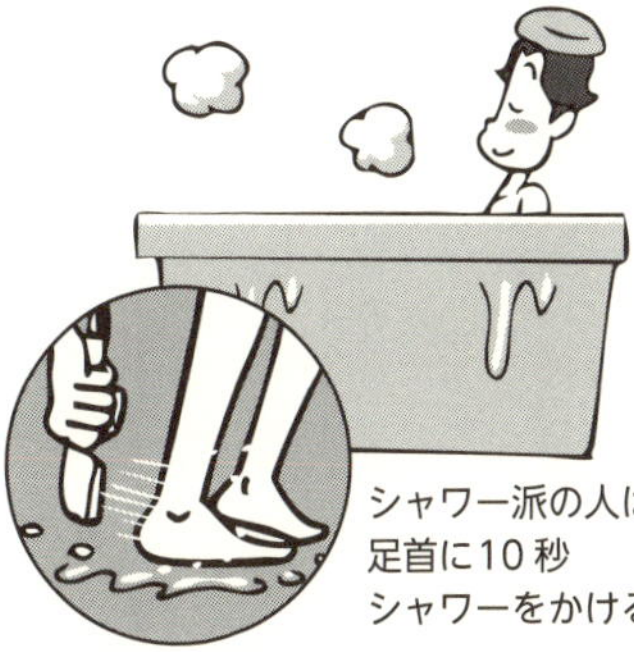

シャワー派の人は
足首に10 秒
シャワーをかける

④寝る前にホットアイマスク

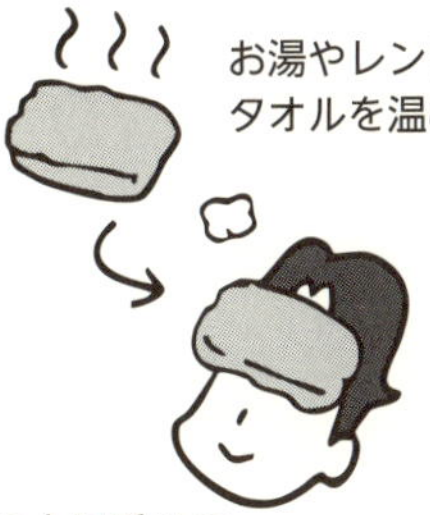

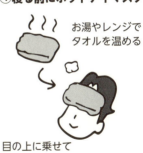

お湯やレンジで
タオルを温める

目の上に乗せて
10 分ほどリラックス

朝にしっかり光を浴びて、夜は照明を落とす。それだけで自然な眠気が訪れる。寝る前の入浴やホットアイマスクも快眠の味方！

第7章 まとめ

①「勤務間インターバル」は14時間以上が理想

②スマホを手放せばぐっすり眠れる

③深部体温(内臓の温度)の差が眠りの質を決める

④「睡眠感チェック」で自分の睡眠を見直す

⑤「朝の光」と「夜の暗さ」が眠気を整える

すぐできる! タイパ改善テクニック⑦

❖起きる時間を唱えて「脳内目覚まし」をセット

朝スッキリ目覚めるには、脳にしっかり血流が届くことが条件です。

その役割を果たしているのが「コルチゾール」というホルモン。コルチゾールは血圧を上げ、全身の血管を収縮させることで、脳へ勢いよく血流を送り込みます。

このホルモンは、起床する3時間前から徐々に増え始め、1時間前から急激に増加します。

つまり、毎日同じ時間に起きる習慣をつけると、コルチゾールが分泌されるタイミングが整い、目覚めが良くなるのです。

さらに、この**「起きる時間」は言葉にすることで脳にセットできます。**

例えば、寝る前に「6時に起きる」と3回唱えてみましょう。

声に出さず、頭の中で唱えるだけでもOK。

この方法を試した人の約6割が、「スッキリ起きられた」という実験結果があります。

脳は起床というゴールに向けて、覚醒するための準備を行います。

「何時に起きる」と自分に予告することで、脳が逆算して準備を整えやすくなり、目覚めがスムーズになります。

❖眠りは「貯金」できる！「累積睡眠」のすすめ

健康診断などで「1日の睡眠時間は？」と聞かれ、「5時間です」と答えたところ、「それでは足りませんね」と言われたら、あなたはどう思いますか？

「でも、6時間眠るのは難しいな……」と思う人も多いと思います。

しかし、睡眠時間は必ずしも1時間単位で考えなくても大丈夫です。

睡眠時間を積み重ねる「累積睡眠量」を活用してみましょう。

例えば、「0時に寝よう」と決めていたとします。

もし23時45分にすべての用事が終わったなら、「少し余裕があるな」と思って、スマホで検索をしたり、動画を見たりして0時まで過ごすでしょう。

この15分をそのまま睡眠に回し、それを1カ月続ければ、累積で7・5時間も睡眠時間を増やせます。

つまり、約1日分の睡眠時間を確保できるのです。

これは逆に、毎日15分夜更かしする習慣がつくだけで、1カ月で1日分の睡眠を失うことを意味します。

ほんの数分でも早寝を意識して、累積睡眠を増やしていけば、1カ月後、1年後には大きな差が生まれます。

睡眠感チェックリスト❹のようにすぐ眠ってしまうなら、数分でも早く眠って慢性的な睡眠不足を解消しましょう。

コラム

「金曜日スタート」で月曜日の朝が変わる！

「月曜日の朝がつらい」と感じるなら、曜日の考え方を変えてみましょう。

月曜日はモーニングサージ（朝の血圧上昇）による体への負担が特に大きい日です。

これは、起床時に血圧が急に上がる現象で、7日周期のリズムがあり、特に月曜の朝に強くなります。

そこに「今週の仕事の見通しが立っていない」という不安が加わると、交感神経の活動が高まり、体への負担はさらに大きくなります。

そこでおすすめなのが、**「週の始まりを金曜日にする」**という考え方です。

ポイントは、木曜日までにその週にやるべき作業を終わらせ、金曜日を翌週の準備日にあてること。

金曜日に次の木曜日までの方針を立てておくと、週明けに「何から始めればいいか」と慌てずに済みます。

さらに、仕事の見通しが立っていれば、土日にもアイデアが浮かびやすく、月曜日の仕事の精度も高まります。

たとえ月曜日に新しい仕事が割り込んできても、方針が定まっているので、調整するだけでスムーズに進められるのです。

この方法は、1日単位でも応用できます。

例えば、終業前に翌日の作業に少し手をつける。

夜寝る前に翌日やるべき作業に少し手をつけておく。

これだけでも、朝の負担を軽減できます。

脳が「下見」をしておくことで、睡眠中に情報が整理され、翌朝スムーズに作業に取りかかれるのです。

「金曜日スタート」で、心と体の負担を減らし、パフォーマンスを高めましょう。

おわりに

限られた人生の時間を、有意義に過ごす方法はないか。

そんなことを考えた2013年、私はテレビを廃棄処分しました。

テレビをつければ、「手っ取り早く」、役立つ情報や楽しい話題が手に入ります。

しかし、テレビがなければ、家族のために役立つ情報や楽しい話題を自分で見つけなければなりません。

自ら体験し、発見し、それを伝えるには「手間」がかかります。

「手間」をかけると、時間とエネルギーが消費されます。

テレビを捨てたことで、私の人生のタイパは下がってしまったのでしょうか。

私がテレビを捨てて10年後の2023年、生成AIが一般に普及しました。

AIは、何時間もかけて行う作業を数秒で仕上げ、「手っ取り早さ」の象徴となっています。

しかし、ＡＩには「記号接地」という課題があります。

ＡＩが回答する言葉（記号）は、体感を伴っておらず（現実に接地していない）、ただの情報の組み合わせにすぎません。

ＡＩが「緊張する」と言っても、ＡＩには心拍数を高める心臓がありません。「緊張する」という言葉は、ただ状況に記号を当てはめた表現にすぎないのです。

しかし、ＡＩが私たちの体感を学習することで、あたかも体感しているかのような振る舞いができるようになると予測されています。

ただの記号を当てはめるだけのＡＩを、感受性豊かなＡＩへと育てることができるのは、私たちの「感覚」です。

私たちには「体」があり、常に何らかの感覚を得ています。

感覚の種類や質が豊かであるほど、表現は豊かになり、それを学んだＡＩの表現もより洗練されていくのです。

今後のＡＩの質は、私たち人間の感覚にかかっているといえるでしょう。

人間の感覚は、「手間」をかけることで豊かになります。
省くべきと思われていた「手間」が、実は「手っ取り早さ」の質を決める。
これが、私たちが直面している課題です。
「手間」が、豊かな「手っ取り早さ」を生む。
私は、この仮説をもって、次の10年を見てみたいと思います。

本書を手に取ってくださったあなたが、日常の作業を通して、豊かな感覚に彩られた人生を歩めることを願っています。

菅原洋平

参考文献

・A.Shimbo,et al：Scalable representation of time in the hippocampus. Science Advances, (2021)Vol 7, Issue 6

・Wan X, et al: Developing intuition :neural correlates of cognitive-skill leaning in caudate nucleus. J Neurosci (2012)32:17492-17501

・L. Yeykelis ,et al：Multitasking on a Single Device: Arousal and the Frequency, Anticipation, and Prediction of Switching Between Media Content on a Computer,Journal of Communication, (2014)Volume 64, Issue 1, pp167-192

・M. Tucker and R.Ellis (1998). On the Relations Between Seen Objects and Components of Potential Actions. Journal of Experimental Psychology: Human Perception and Performance 24(3):830-846.

・Jacqueline C. Dolev, et al, Use of Fine Art to Enhance Visual Diagnostic Skills, Journal of the American Medical Association vol.286, no.9:1019-21

・Ethan Kross et al, Self-talk as a regulatory mechanism: How you do it matters, Journal of Personality and Social Psychology, vol.106,pp.304-24,2014.

人生のタイパがよくなる
すぐやる力
科学的に時間を増やす最速の行動力

2025年5月10日　第1刷発行

著者　菅原洋平

発行者　岩尾悟志

発行所　株式会社かや書房
〒162-0805
東京都新宿区矢来町113　神楽坂升本ビル3F
電話　03-5225-3732(営業部)

漫画・イラスト　福島モンタ

装丁　吉原大二郎(有限会社グラフィカ)

編集　末永考弘

印刷・製本　中央精版印刷株式会社

落丁・乱丁本はお取り替えいたします。
本書の無断複写は著作権法上での例外を除き禁じられています。
また、私的使用以外のいかなる電子的複製行為も一切認められておりません。
定価はカバーに表示してあります。

Printed in Japan
ISBN978-4-910364-75-9